VIVIAN VANESSA WAGNER

Leben mit Endometriose

Selbsthilfe bei Schmerzen und praktische Tipps für den Alltag

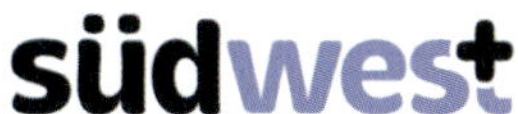

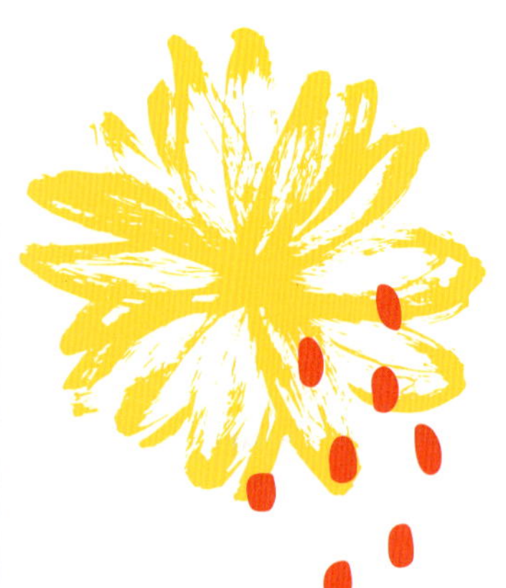

Für Maylien Sophie
und Nando Dominik
»Rise and shine«

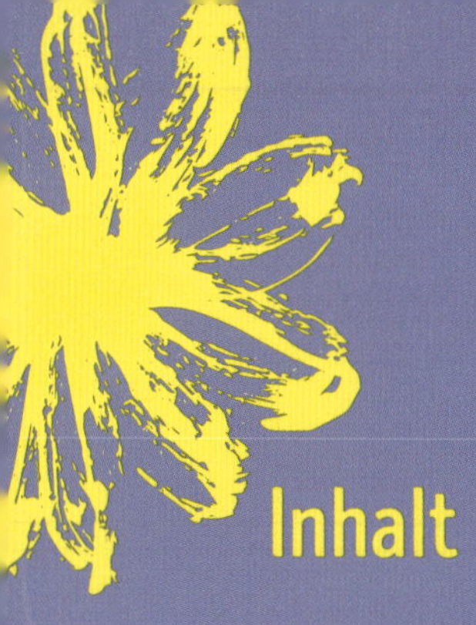

Inhalt

Vorwort

Montag, 07:45 Uhr, Februar 2015. Ich greife nach einer schlaflosen Nacht und mit Tränen in den Augen zu meinem Handy. Meine Hände sind klitschnass, und ich kann vor Schmerzen kaum einen klaren Gedanken fassen. »Reiß dich zusammen, Vivian!« – ermahne ich mich, wie so oft. Tagein, tagaus. Meine Stimme ist heiser, weil ich die Nacht durchgehend vor Schmerzen geweint habe. Trotzdem nehme ich all meinen Mut zusammen und wähle die Nummer meiner Ausbildungsstelle. Ich merke sofort, dass mir vor Aufregung schlecht wird, weil ich mich schon wieder krankmelden muss. Meine Scham kann man mir regelrecht ansehen. Ich höre es tuten, meine Ausbilderin nimmt den Hörer ab, und ich rattere meinen Text so schnell es nur geht runter. Ich höre nur ein abwertendes Lachen auf der anderen Seite. »Ich habe schon auf deinen Anruf gewartet. Was hast du denn heute schon wieder? Wieder Bauchschmerzen?« Wie so oft muss ich mir abfällige Kommentare und Seitenhiebe meiner damaligen Ausbilderin anhören. Also beende ich so schnell es nur geht das Gespräch und breche weinend zusammen. Weinend aus abgrundtiefer Demütigung und schlechtem Gewissen. Aber meine Schmerzen und meine schlaflose Nacht machen sich ebenfalls bemerkbar. Es war ein ewiger Kreislauf, und ich wusste, dass ein Mensch allein das nicht über Jahre hinweg ertragen kann. Irgendwann würde der Zeitpunkt kommen und ich mit der ganzen Last auf den Schultern zusammenbrechen. Wie viel kann ein einzelner Mensch überhaupt ertragen? Wie viele Schmerzen und wie viele tägliche Demütigungen kann ein einzelner Mensch aushalten? Was genau stimmt mit mir nicht? Heute ist wieder ein Tag, wie er nicht miserabler hätte sein können. Der erste Tag meiner Periode. Mein persönlicher Albtraum hat in der Nacht begonnen. Keine Schmerztablette half mir, und ich schaffe es gerade so zur Toilette, um mich vor Schmerzen zu übergeben. Die Angst, ich könnte schon wieder in Ohnmacht fallen, begleitet mich ebenfalls. Täglich nagen Zweifel an mir: Was ist, wenn ich mir meine Schmerzen bloß einbilde? Was ist, wenn all die Ärzte und Ärztinnen recht haben und ich einfach nur empfindlich bin? Und was ist, wenn Periodenschmerzen einfach zum »Frau-Sein« dazugehören und ich mich einfach nicht so anstellen sollte?

Heute, rund sechs Jahre später, bin ich um einiges schlauer und stärker. Nun ist es an der Zeit, dass ich mich einmal vorstelle. Ich heiße Vivian Vanessa und ich leide an der chronischen Erkrankung Endometriose. Zusammen mit meinem Partner und meiner Hündin Fienchen wohne ich im wunderschönen Lüneburg. Der Weg bis zu meiner Diagnose hat rund zwölf Jahre lang gedauert. Es war ein steiniger, tränenreicher Weg voller Hilflosigkeit. Wobei ich es eher als einen reinen Kampf statt als einen Weg bezeichnen würde. Rund 20 Gynäkologen und Gynäkologinnen suchte ich in dieser Zeit auf und bettelte förmlich um Hilfe. Aber ich wurde jedes Mal mit einem Rezept für die Pille und Ibuprofen nach Hause geschickt. Immer und immer wieder. Dann gab es für mich endlich Hoffnung. Ende 2019/Anfang 2020 gelangte ich an meinen jetzigen Frauenarzt, und auch ihm schilderte ich meine Schmerzen. Zu meiner großen Verwunderung gab er mir allerdings kein Rezept für die Pille mit, vielmehr bekam ich eine Überweisung zu einem Endometriose-Zentrum mit nach Hause. »Frau Wagner, die Ursache für Ihre Schmerzen könnte Endometriose sein.« Noch heute kriege ich Gänsehaut, wenn ich daran denke. Endlich fühlte ich mich ernst genommen und verstanden. Kurz darauf hatte ich auch schon meine Bauchspiegelung im Endometriose-Zentrum in Hamburg. Nach der mehrstündigen Untersuchung stand es dann fest: Ich leide an Endometriose. Endo..., was? Und damit begann meine persönliche Endometriose-Reise, und ich freue mich umso mehr, dass du mich nun auf meiner Reise begleitest. Dieses Buch habe ich nur für dich geschrieben. Es wird einen Grund geben, warum dir dieses Buch in die Hände gefallen ist, und ich kann mir nichts Schöneres vorstellen, als dir damit ein klein wenig helfen zu können. Ich möchte, dass du weißt, dass du nicht allein bist. Du musst da nicht allein durch. Nimm dir immer dieses Buch zur Hand, wenn dich das Gefühl überkommt, dass dich niemand versteht oder dir glaubt. Lass dir eines gesagt sein: Ich glaube dir, mehr als alle anderen, und ich sehe dich. Versprochen.

Nach meiner Diagnose wusste ich, dass ich etwas verändern möchte. Ich möchte Betroffenen helfen und den Diagnoseweg anderer Menschen verkürzen. Also fing ich an, auf meinem Instagram-Account @endoloewin über meinen ganz persönlichen Endometrioseweg zu berichten. Es war und ist für mich eine Art Selbsttherapie, es tut unglaublich gut, sich zu öffnen und andere Frauen über die Erkrankung aufzuklären. All meine Erfahrungen entstanden in einem jahrelangen Prozess. Es geht alles nicht von heute auf morgen. Wir müssen uns viel mehr Zeit geben, aus Fehlern lernen und an Aufgaben wachsen. Ob du es glaubst oder nicht, aber ich weiß, dass du unglaublich stark bist. Ich weiß, wie es ist, Tage zu haben, an denen man einfach nicht mehr weiterweiß. An denen man keinen Ausweg mehr findet und alles infrage stellt. Aber lass dir eines gesagt sein: Die Kunst ist, einmal mehr aufzustehen, als man umgeworfen wird. Du musst da auch nicht allein durch. Ich werde einen Teil deines Weges mit dir zusammen gehen, aber die einzelnen Kapitel musst du selbst schreiben. Niemand kann und darf dir Entscheidungen abnehmen. Es ist dein Körper. Du kennst dich und deine Beschwerden am besten. Vertraue darauf!

Mit diesem Buch bekommst du einen Ratgeber rund um das Thema Endometriose und Adenomyose an die Hand. Er ist mehr wie eine beste Freundin, die dich durch deinen Alltag begleiten soll. Ich habe mir Experten an meine Seite geholt, um dich bestmöglich in den verschiedensten Bereichen und Themen zu unterstützen. Dieses Buch ersetzt bei Weitem keinen Arztbesuch, aber es kann dir durchaus positiv beim Umgang mit deiner Erkrankung helfen. Ich zeige dir die verschiedensten Wege auf, die du gehen kannst, um mit deiner Erkrankung Hand in Hand durch die Welt zu gehen – anstatt täglich dagegen anzukämpfen. Zudem kommen in diesem Buch auch viele weitere Betroffene zu Wort. Denn jede Erkrankung ist individuell, somit gibt es auch die verschiedensten Erfahrungswerte und Meinungen. Mir ist es nämlich auch sehr wichtig, die Erfahrungen anderer Frauen zu teilen, statt nur von meinen eigenen zu berichten. Wenn du mich schon länger begleitest, wirst du mich in diesem Buch von einer ganz anderen Seite kennenlernen. Ich werde dir zum Schluss mein tiefstes Inneres öffnen. Aber eins nach dem anderen. Lass uns erst mal ganz von vorne anfangen.

Die Möglichkeit, mit einem eigenen Buch ein Stück weit zur Aufklärung über die Endometriose beizutragen, bedeutet mir unheimlich viel. Hätte mir das jemand vor fünf Jahren gesagt, hätte ich wahrscheinlich laut losgelacht. Ich kann gar nicht in Worte fassen, wie dankbar ich meinem Verlag dafür bin. Danke für das Vertrauen. Ich habe schon immer gesagt, dass ich über das Thema Endometriose ein ganzes Buch schreiben könnte, und siehe da: Jetzt mache ich es und werde das Buch bald in meinen Händen halten. Ich hoffe sehr, dass ich dich damit ein Stück weit auf deiner eigenen Endometriose-Reise inspirieren kann. Und nun wünsche ich dir viel Spaß beim Lesen und freue mich sehr über dein Feedback.

Auf los geht es los. Bist du bereit, eine Expertin für deine eigene Erkrankung zu werden?

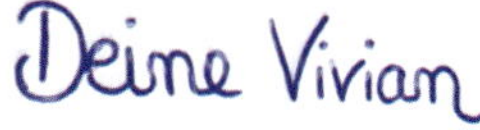

Gender-Hinweis:
Aus Gründen der besseren Lesbarkeit wird auf die gleichzeitige Verwendung der Sprachformen männlich, weiblich und divers (m/w/d) verzichtet. Sämtliche Personenbezeichnungen und personenbezogenen Hauptwörter gelten gleichermaßen für alle Geschlechter. Die verkürzte Sprachform beinhaltet also keine Wertung, sondern hat lediglich redaktionelle Gründe. Ich schließe sowohl in meinem Leben als auch in meinem Buch nämlich alle ein und niemals einen Menschen aus.

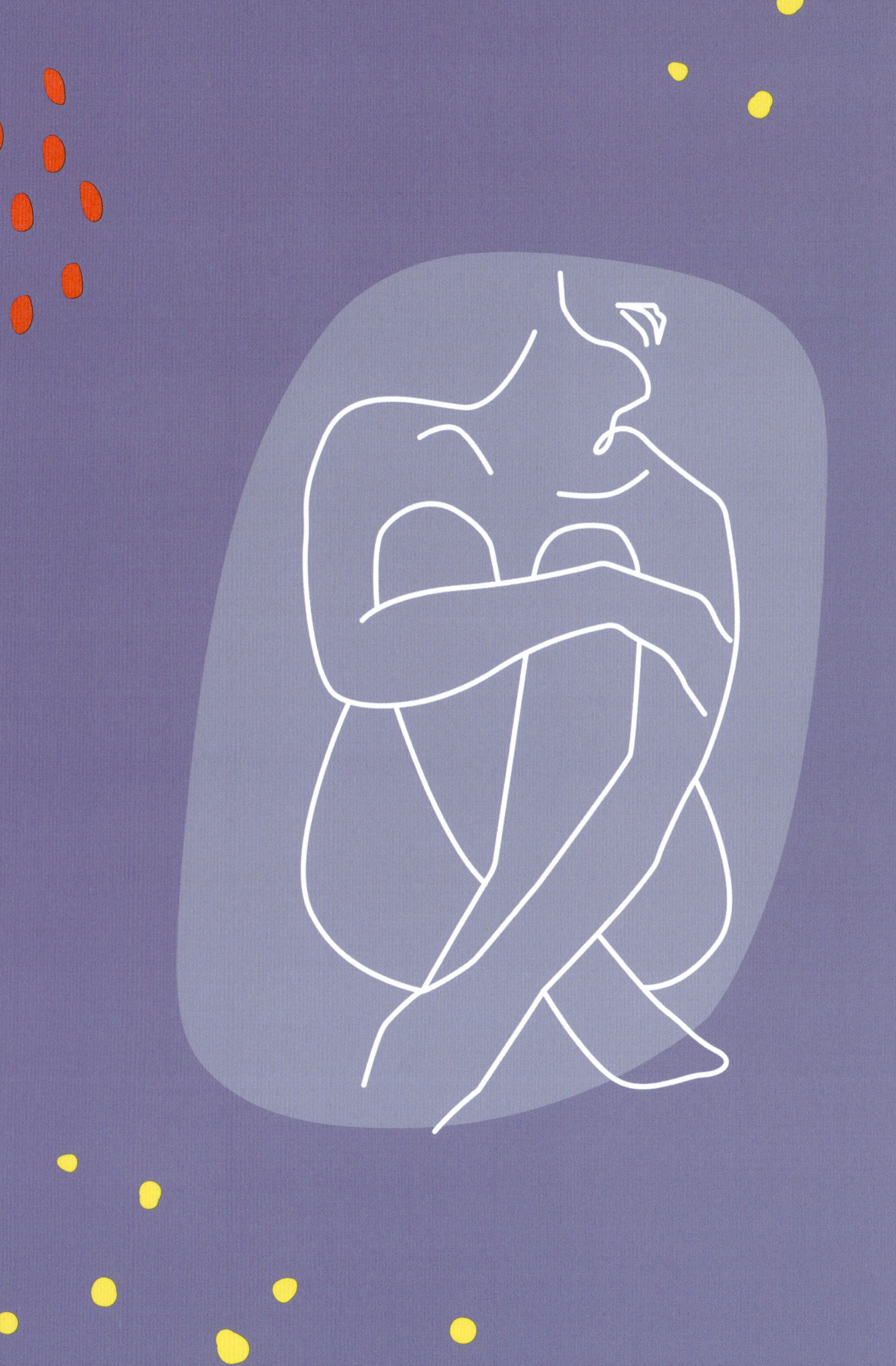

KAPITEL 1

Werde zur Expertin deiner eigenen Erkrankung

Was ist Endometriose?

Ich versuche, die Erkrankung so einfach wie möglich zu erklären. Wobei »einfach« und »Endometriose« meistens nicht zusammenpassen. Es gibt unglaublich viele verschiedene Erklärungen und unterschiedliche Meinungen. Aber leider ist die Endometriose-Forschung noch nicht so weit, dass wir eine exakte Antwort auf die Frage nach der Entstehung der Erkrankung haben. Wir können diese aber in gewisser Weise definieren.

Endometriose ist eine chronische, aber dennoch gutartige Erkrankung. Von Endometriose spricht man, wenn sich Gewebe außerhalb der Gebärmutter findet. Dieses Gewebe ähnelt dem der Gebärmutterschleimhaut. Aber es handelt sich hierbei *nicht* um Gebärmutterschleimhaut. Das ist ein kleiner, aber sehr wichtiger und bedeutsamer Unterschied. Denn Endometriose braucht gar keine Gebärmutter, um zu wachsen.

Dieses Gewebe manifestiert sich in Form von Zysten, Verwachsungen und/oder Tumoren. Man spricht hier von sogenannten Endometriose-Herden. Diese Herde können sich fast im gesamten Körper bilden. Zum Beispiel an den Eierstöcken, an Darm, Blase, Bauchfell oder im Douglasraum. In seltensten Fällen erscheinen solche Herde auch an der Lunge oder im Zwerchfell. Die Endometriose-Herde können mit dem hormonellen Zyklus wachsen. Es gibt allerdings auch zyklusunabhängige Endometriose-Herde, diese bewirken dann häufig die verschiedensten Symptome und Beschwerden.

Man kann hier also schon lange nicht mehr nur von einer »reinen Unterleibserkrankung« sprechen. Inzwischen wird die Endometriose als »komplexe systemische Erkrankung« angesehen. Sie ist die zweithäufigste gynäkologische Erkrankung. Etwa 10 Prozent der Menschen, die einen Uterus haben oder hatten, leiden an dieser Erkrankung. Das sind in Deutschland ungefähr 2 Millionen Betroffene, und jährlich kommen schätzungsweise rund 40.000 Neuerkrankungen dazu. Gar nicht so selten, oder? Und dennoch bleibt die

Endometriose im Schnitt bis zu zehn Jahre lang undiagnostiziert. Bei 70–80 Prozent der Frauen, die an chronischen Unterbauchschmerzen leiden, steckt eine Endometriose dahinter.[1]

Dies bedeutet aber nicht automatisch, dass alle Betroffenen unter Schmerzen leiden. Trotzdem besteht bei ungefähr 50 Prozent der Erkrankten ein anhaltender Therapiebedarf. Es gibt viele Betroffene, die keine oder nur selten Schmerzen haben. Andere wiederum leiden unter sehr starken Schmerzen. Wir dürfen nicht vergessen, dass die Endometriose viele Gesichter hat und sich sehr individuell ausprägt. Somit äußern sich auch die Schmerzen und Beschwerden bei jedem Menschen anders.

Ich dachte jahrelang, starke Periodenschmerzen seien normal. Denn es wird einem überall eingeredet, dass solche Schmerzen normal sind. Sei es von Ärzten, vom näheren Umfeld oder auch von der Gesellschaft. Sätze wie »Stell dich nicht so an!« kennen wir glaube ich alle. Zumindest die meisten Betroffenen mussten solche Erfahrungen machen und solche Fehleinschätzungen über sich ergehen lassen. **Endometriose muss endlich als lebenseinschränkende Erkrankung anerkannt werden.** Und solange die Gesellschaft und die medizinische Versorgung dem noch nicht nachkommen, müssen wir es selbst in die Hand nehmen.

Aber nicht nur Frauen können an Endometriose erkranken. Die Erkrankung macht auch vor nicht-binären und intergeschlechtlichen Personen keinen Halt. Man kann deshalb nicht von einer »reinen Frauenerkrankung« sprechen, auch wenn dies häufig geschieht. Deshalb ist es so wichtig, auf seine Wortwahl zu achten, um alle betroffenen Menschen miteinzuschließen. Denn diese Personen fühlen sich häufig aus der Endometriose-Community ausgeschlossen. Wir müssen nur unseren Wortschatz ein kleines bisschen mehr ausweiten. Für uns ist dies also kein großer Aufwand, aber diesen Menschen bedeutet es unglaublich viel!

Diese Personen stehen auch noch vor weiteren Herausforderungen in unserem Gesundheitssystem. Leider ist es so, dass sie häufig mit dem heteronormativen Lebensstil der Gesellschaft und der Ärzte wie auch von Gesundheits- und Krankenpflegern konfrontiert werden. Ich hoffe sehr, dass sich das endlich in unserer Gesellschaft ändert. Es gibt eben nicht nur Männer und Frauen.

Und wer hätte dies gedacht: In seltenen Fällen können auch Männer von Endometriose betroffen sein. Als »cis« bezeichnet man Menschen, die sich mit dem Geschlecht, das ihnen bei der Geburt zugewiesen wurde, identifizieren. Für mich hat es keine Bedeutung, ob trans* oder cis Frau oder Mann, und das sollte in der heutigen Gesellschaft für uns alle keine Rolle spielen. Eine Behandlung wegen Prostatakrebs mit hohen Dosen von Östrogen kann zu einer Endometriose bei cis Männern führen.[(2)] Und es gibt natürlich auch trans Männer, die Endometriose haben. Auch diese Personen fühlen sich häufig aus der Community ausgeschlossen. Hier müssen wir endlich ein Bewusstsein dafür schaffen, dass nicht nur Frauen an Endometriose erkranken können.

Mögliche Symptome der Endometriose

Endometriose ist eine Erkrankung mit sehr unspezifischen Symptomen und unterschiedlichen Lokalisierungen, weshalb sie oft auch als »Chamäleon der Gynäkologie« bezeichnet wird. Die Schmerzen und Beschwerden können sowohl zyklisch als auch zyklusunabhängig auftreten. Die Schmerzen können sich im gesamten Köper bemerkbar machen, sie beschränken sich keineswegs nur auf den Unterleib. Es gibt allerdings auch Betroffene, die keine oder sehr geringe Schmerzen und Beschwerden haben. Hier ist ganz klar zu betonen, dass nicht jede(r) von Endometriose Betroffene alle Symptome der Erkrankung ausbilden muss. Manche Symptome verändern sich auch mit der Zeit: Es kommen sogar neue hinzu oder es verschwinden auch welche. Du merkst schon: Die Erkrankung ist wirklich tückisch.

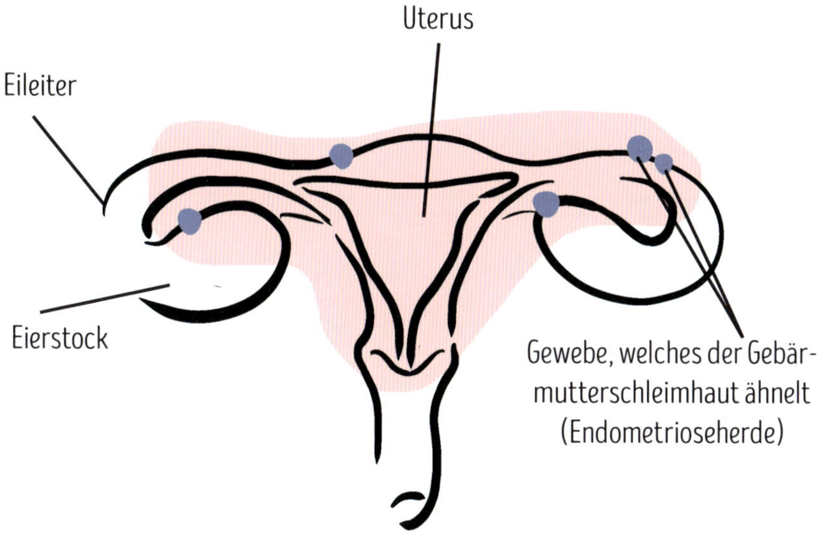

Eine von Endometriose befallene Gebärmutter

Häufig beschriebene Symptome und Beschwerden:

- Starke Periodenbeschwerden
- Schmerzen vor und/oder nach der Periode
- Schmerzen beim oder nach dem Geschlechtsverkehr
- Schmerzen bei gynäkologischen Untersuchungen
- Diffuse Bauchschmerzen und/oder Magenschmerzen
- Unerfüllter Kinderwunsch
- Zyklische Blutungen aus Darm und/oder Blase
- Schmerzen beim Stuhlgang und/oder Wasserlassen
- Schmerzen während des Eisprungs
- Schmerzen wie bei einer Blasenentzündung oder einem Reizdarmsyndrom/Morbus Crohn
- Inkontinenz, Probleme mit der Blase
- Durchfall, Verstopfungen

- Übelkeit und Erbrechen
- Ohnmachtsanfälle durch zu starke Schmerzen
- Rückenschmerzen, häufig in die Beine ausstrahlend
- Chronische Schmerzen während und/oder auch außerhalb des Zyklus
- Müdigkeit und Erschöpfung
- Erhöhte Infektanfälligkeit, vor allem während der Periode
- Extremer Blähbauch oder der sogenannte Endobelly
- Autoimmunerkrankungen und Allergien
- Schulterschmerzen
- Bluthusten

Selbstverständlich existieren noch weitere Symptome. Die Liste ist schier endlos lang. Wie stark oder weniger stark die Schmerzen sind, hängt nicht vom Ausmaß der Endometriose ab, sondern von Größe und Lokalisierung der Endometriose-Herde. Kleine Herde können oft sehr schmerzhaft sein, während große Herde oder Zysten sich unter Umständen gar nicht durch Schmerzen bemerkbar machen und somit unentdeckt bleiben. Genauso umgekehrt. Aber eines muss und werde ich immer wieder betonen: Jede Endometriose ist individuell, genauso wie die damit einhergehenden Schmerzen und Beschwerden. Aus diesem Grund ist es auch so wichtig, dass wir Endometriose nicht »nur« auf eine gynäkologische Erkrankung oder Periodenschmerzen runterbrechen. Endometriose ist so viel mehr. Es ist eine systemische Erkrankung, die viele Teile des Körpers betrifft und nicht nur den Unterleib. Und aus meiner Erfahrung kann ich sagen, dass ich dem vollkommen zustimme. Mein ganzer Körper ist davon betroffen, nicht nur mein Unterleib.

Meine Symptome vor meiner Bauchspiegelung

- Starke Unterleibsschmerzen und Schmerzen im unteren Rücken während der Periode
- Erbrechen und Ohnmachtsanfälle während der Periode
- Aufgeblähter Bauch vor und während der Periode
- Sehr starke Menstruationsblutung
- Zyklusunabhängige Beschwerden
- Migräne
- Darmbeschwerden und Durchfall
- Stimmungsschwankungen

Stadien und Klassifikationen der Endometriose

Jetzt wird es komplizierter: Experten teilen die Endometriose in vier verschiedene Stadien ein, anhand derer sie eine Klassifizierung der Erkrankung entsprechend dem Schweregrad vornehmen können. Es gibt die #ENZIAN-Klassifikation und die rASRM-Klassifikation, beide unterscheiden sich voneinander. Leider ist es so, dass die Mediziner weltweit noch nicht mit einer einheitlichen Klassifikation arbeiten. Ich hoffe aber sehr, dass sich das bald ändern wird und wir dadurch alle ein besseres Verständnis für die Erkrankung aufbauen können. Im Folgenden möchte ich dir so einfach wie möglich erklären, was diese Klassifikationen bedeuten. Es kann nämlich sein, dass du in deinem Arztbrief oder in deinem histologischen Befund eine solche Klassifizierung findest und gar nicht genau weißt, was du damit anfangen sollst. Und das ist auch völlig verständlich. Es ist nämlich gar nicht so einfach zu verstehen. Aber einen groben Überblick möchte ich dir dennoch geben.

Die rASRM-Klassifikation

Die Abkürzung rASRM steht für »revised American Society of Reproductive Medicine«. Diese Klassifikation bezieht sich hauptsächlich auf die Lokalisierung der Endometriose und wurde von der amerikanischen Gesellschaft für Reproduktionsmedizin entwickelt. Es wird sogar von der Leitlinie und von der Deutschen Gesellschaft für Gynäkologie und Geburtshilfe e. V. (DGGG) empfohlen, nach jeder Operation den rASRM-Score zu ermitteln. Damit wird beschrieben, wo und vor allem wie viel Endometriose gefunden wurde. Er beschreibt allerdings nur die Endometriose im Bauchraum, nicht aber die tief infiltrierende Endometriose (siehe S. 21). Dafür wird zusätzlich der #ENZIAN-Score hinzugezogen, da dieser auch die tief infiltrierende Endometriose miteinbezieht.

Die rASRM-Klassifikation ist derzeit weltweit die am weitesten verbreitete Methode, um die Lokalisierung der Endometriose zu bestimmen. Für die Stärke des Endometriose-Befalls werden verschiedene Punktwerte vergeben, die das Stadium der Endometriose bestimmen. Diese werden dann zu einem Gesamtscore zusammengerechnet.

Stadium 1 (Punktzahl 1-5)

Dieses Stadium bezeichnet eine »minimale« Endometriose. Dabei werden überwiegend Endometriose-Herde im Bauchfell gefunden. Das bedeutet aber nicht, dass das Stadium 1 auch automatisch weniger Schmerzen verursacht! Eine Endometriose in Stadium 1 kann genauso Schmerzen verursachen wie eine in Stadium 4. Die Stadien bilden somit keine Abstufung oder Einordnung der Schmerzen von uns Betroffenen ab.

Stadium 2 (Punktzahl 6-15)

Eine Endometriose in diesem Stadium wird als »mild« eingestuft. Hier werden bei Untersuchungen mehr Endometriose-Herde gefunden als in Stadium 1. Zusätzlich können kleine und wenige (Endometriose-)Zysten entdeckt werden oder auch leichte Verklebungen.

Stadium 3 (Punktzahl 16-40)

Eine Endometriose in Stadium 3 wird als »mittelschwer« oder »mäßig« eingestuft. Hier werden nicht nur (mehrere) Endometriose-Zysten gefunden, sondern auch tiefere Endometriose-Herde. Es können auch Organe miteinander verklebt sein.

Stadium 4 (Punktzahl 40 oder mehr)

Dies ist das höchste Stadium, damit wird die Endometriose als »schwer« eingestuft. Hier können viele Verwachsungen und tiefere Endometriose-Herde im gesamten Beckenbereich auftreten. Leider kann eine Endometriose dieses Ausmaßes die Anatomie der Betroffenen stärker verändern, was die Möglichkeiten der Kinderplanung auf natürlichem Weg einschränken kann. Es *kann* sie einschränken, muss es aber nicht.

Die #ENZIAN-Klassifikation

Mit der #ENZIAN-Klassifikation wird das Ausmaß der tief infiltrierenden Endometriose-Herde beschrieben, wobei aber auch die Adenomyose dazugezählt wird, was bei der rASRM-Klassifikation nicht der Fall ist. Dies wird somit durch die #ENZIAN-Klassifikation abgedeckt. Hier wird anstatt mit Zahlen mit Buchstaben gearbeitet. Es werden Buchstabenkombinationen vergeben, die die Lokalisation der Herde angeben. Bei den Buchstaben A–C kommt noch zusätzlich eine Zahl hinzu, die die Herd-Größe genauer beschreibt. Die #ENZIAN-Klassifikation baut auf der rASRM-Klassifikation auf. Würde man diese beiden Systematiken miteinander verbinden, könnte man sich ein viel klareres und umfassenderes Bild der Endometriose machen. Normalerweise wenden zertifizierte Endometriose-Zentren beide Klassifikationen an. Daran erkennst du im Übrigen auch, ob das jeweilige Zentrum wirklich über Expertise verfügt oder eben nicht.

Kurz zusammengefasst: Auch kleinste Endometriose-Herde können massive Schmerzen verursachen, während große Endometriose-Herde unter Umständen gar keine Schmerzen auslösen. Die beiden Klassifikationen sagen also nichts über dein persönliches Schmerzlevel aus. Sie dienen in der Regel dazu, die Endometriose-Herde am genauesten zu lokalisieren. Oft werde ich gefragt, welchen Grad bzw. welches Stadium der Endometriose ich habe. Meine Antwort darauf ist immer, dass es keine Rolle spielt, welches Stadium ich habe. Und nun weißt du auch, warum ich genau so auf diese Frage antworte. Und du solltest dich bei dir selbst bitte auch nicht zu sehr auf das Stadium versteifen. Dies ist immer nur eine Momentaufnahme. Nach einer erneuten Operation kann sich das Stadium auch wieder ändern. Auch die einzelnen Operateure beurteilen die Lokalisierung der Endometriose-Herde oft auch noch mal unterschiedlich.(3)

Das sieht auf den ersten Blick erst mal alles sehr kompliziert aus. Aber wenn dich das Thema Endometriose interessiert und du deine Erkrankung besser verstehen möchtest, ist es auch wichtig, dass du einen groben Überblick über die verschiedenen Klassifikationen hast. Das kann dir auch helfen, deinen Befund nach einer Bauchspiegelung leichter zu lesen und besser zu verstehen. Über den QR-Code im Anhang auf S. 218 kommst du an viele weitere Infos und Materialien. Dort findest du auch Website-Links zu den beiden vorgestellten Klassifikationen, falls du dir einen eigenen Überblick verschaffen möchtest.

Die Formen der Endometriose

Die tief-infiltrierende Endometriose (TIE)

In manchen Artikeln und Berichten ist noch von der *Endometriosis genitalis interna* die Rede. Dieser Begriff wurde allerdings bereits aufgegeben.[5] Oft liest man von der sogenannten tief-infiltrierenden Endometriose – aber was genau ist das überhaupt? Von einer »tief infiltrierenden Endometriose« spricht man, wenn sich die Endometriose-Herde nicht nur auf der Oberfläche von Organen oder Geweben ansiedeln, sondern hineinwachsen.[4] Diese Form durchdringt die Oberfläche und wächst 0,5 cm tief in die benachbarten Organe und/oder in das Gewebe. Die TIE kann auch wieder zu zusätzlichen Symptomen und Beschwerden führen.

Endometriosis genitalis externa

Diese Form kommt am häufigsten vor. Hierbei breiten sich im kleinen Becken Herde auf der Gebärmutter aus. Aber auch um die Gebärmutter (beispielsweise an den Bändern zwischen Uterus und Kreuzbein), auf den Eileitern und Eierstöcken, auf dem Bauchfell und/oder im Douglasraum können sich Endometriose-Herde absetzen.

Endometriosis extragenitalis

Diese Form breitet sich auf Organen und Geweben außerhalb des Uterus aus. Beispielsweise im kleinen Becken. Hierbei bilden sich Endometriose-Herde auch in Lunge, Leber, im Zwerchfell, und/oder im Bereich des Bauchnabels. In seltenen Fällen sogar im Gehirn (siehe S. 31).

Blasenendometriose

Endometriose-Herde im Harntrakt tauchen vor allem bei Frauen mit einer tief-infiltrierenden Endometriose auf.(31)

Mögliche Symptome bei einer Blasenendometriose:

- Häufiger und schmerzhafter Harndrang
- Blasenkrämpfe
- Unterbauchschmerzen
- Schmerzen, wenn sich die Blase füllt
- Urinverlust
- Blut im Urin

Das sind alles Symptome, die auch bei einer Blasenentzündung oder einem anderen Harnwegsinfekt auftreten können. Deshalb werden Betroffene oft erst einmal falsch behandelt und die Blasenendometriose wird somit spät erkannt. Zur Diagnose dient eine Blasenspiegelung (siehe S. 54).

Darmendometriose

Die Darmendometriose zählt zu den am häufigsten erscheinenden Formen der tief-infiltrierenden Endometriose außerhalb der Geschlechtsorgane. Häufig wird sie mit dem Reizdarmsyndrom verwechselt, da sich die Symptome sehr ähneln. Diese Symptome können bei einer Darmendometriose (individuell ausgeprägt) auftreten:

- Chronische Verstopfungen, vor allem während der Periode
- Wenige Tage nach der Periode neigen die Betroffenen nicht mehr zu Verstopfungen, sondern zu Durchfall
- Übelkeit
- Schmerzen beim Geschlechtsverkehr

- Schmerzen im unteren Rücken
- Stark aufgeblähter Bauch
- Unterschiedliche Beschwerden nach der Nahrungsaufnahme

Diese Symptome sollten immer ärztlich abgeklärt werden, und dabei sollte der Arzt auch die Möglichkeit einer Darmspiegelung (siehe S. 53) im Hinterkopf behalten. Die Beschwerden bei einer Darmendometriose ähneln oftmals denen von Magen-Darm-Erkrankungen, allerdings können Patientinnen bestimmte Symptome besonders beobachten und dadurch herausfinden, ob sich ein Zusammenhang mit ihrem Monatszyklus erkennen lässt. Andererseits sind auch Symptome im Magen-Darm-Trakt kein sicheres Zeichen für Endometriose am Darm. Endometriose-Herde können sich auch am Dickdarm oder am Blinddarm ansiedeln; sogar auch am Magen und am Dünndarm, doch das geschieht eher selten. Bei etwa 25 Prozent der Endometriose-Betroffenen liegt eine rektovaginale Endometriose vor. Diese Läsionen zeigen eine Infiltrationstiefe von mindestens > 5 Millimetern.[22]

Es handelt sich hierbei um eine Form der Endometriose, die mit starkem Darmbefall einhergeht und zu den tief-infiltrierenden Endometriosen (TIE) zählt. Ein weiteres Beispiel dafür, dass Endometriose weit mehr ist bzw. sein kann als einfach »nur« Periodenschmerzen.

Vielleicht kennst du den Begriff Darmstoma auch eher als »künstlicher Darmausgang«. Das ist die gängigste Formulierung in unserem Sprachgebrauch. Der Begriff kommt aus dem Griechischen und bedeutet so viel wie »Mund« oder »Öffnung«. Das Stoma ist eine operativ angelegte Öffnung in der Bauchdecke, dadurch wird der Stuhl in den Stomabeutel abgeleitet. So wird gewährleistet, dass die oder der Betroffene weiterhin gut leben kann, auch wenn die normale Funktion des Darms eingeschränkt ist. Zudem kommt ein Stoma zum Einsatz, wenn ein Stück des Darms entfernt werden muss, damit der gesamte Rest in Ruhe abheilen kann. Das ist die sicherste

Tipp

Wenn du ein Stoma hast, ist eine speziell darauf ausgerichtete Ernährung enorm wichtig. Dein Arzt kann für dich eine budgetneutrale Notwendigkeitsbescheinigung anfordern. Damit kannst du dann eine Stoma-geeignete Ernährungstherapie in Anspruch nehmen. Sprich es aber bitte direkt an – manche Ärzte stellen eine solche Bescheinigung nicht von allein aus. Da kann es hilfreich sein, dies offen anzusprechen und mitzuteilen, dass man eine solche Ernährungstherapie in Anspruch nehmen möchte.

Methode, um das Aufreißen der Narbe(n) zu verhindern.

Oftmals wird das Stoma bereits nach 4–6 Wochen operativ wieder rückverlegt. Das bedeutet, das Stoma wird wieder entfernt, und der Darm geht wieder aus eigener Kraft seiner natürlichen Funktion nach. In den meisten Fällen wird aber kein Stoma benötigt, da die Ärzte alles in ihrer Macht Stehende tun, damit man ohne auskommt.

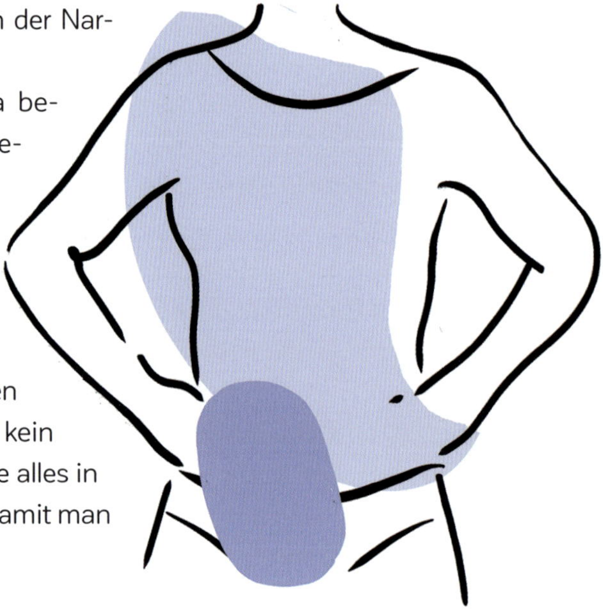

Gut leben mit Beutel am Bauch

Annouschka berichtet über ihre Erfahrungen mit einem Stoma

»Mein Name ist Annouschka, ich bin 28 Jahre alt und wohne im Dreiländereck im Süden Deutschlands. Ich möchte euch gerne einen Einblick in meine Endometriose-Geschichte geben.

Nach meiner großen Endometriose-Sanierung am 22.11.21 ging es mir zwar anfänglich gut, doch dann folgten Komplikationen. Zuerst hatte ich ein Loch im Darm, was in einer Not-OP wieder zugenäht werden musste, und auch danach besserte sich meine Situation nicht. In meinem Drainage-Beutel befand sich Stuhl und mit lebensbedrohlichen Entzündungswerten musste ich erneut notfallmäßig operiert werden. Diesmal sagten mir die Ärzte, wir kämen nicht um ein Stoma herum. Als ich auf der Intensivstation erwachte, froh, noch am Leben zu sein, und froh, in das Gesicht meines Mannes zu blicken, fragte ich ihn: »Habe ich jetzt ein Stoma?« – »Ja Schatz, du hast ein Stoma. Aber wir schaffen das!«, antwortete er. Mir flossen die Tränen über die Wangen. Ich wollte mein Stoma nicht sehen. Ich wollte das Nachthemd nicht hochziehen und nachschauen. Zu dem Zeitpunkt war es für mich ein Gefühl, als hätte ich jetzt eine Art Fremdkörper an mir. Immer wenn die Krankenschwester kam, um das Stoma zu wechseln, bat ich sie, mich immer vorzuwarnen, wenn sie an das Stoma musste, damit ich meine Schlafmaske aufziehen und meinen Kopf wegdrehen konnte. So ging das einige Zeit.

Irgendwann bekam ich auch seelische Unterstützung von einer Psychologin. Ich erinnere mich noch ganz genau an den Tag, als mein Mann mich besuchen kam und ein paar Minuten später die Psychologin an die Tür klopfte. Sie fragte, ob es okay sei, wenn sie reinkomme und wir uns ein bisschen unterhielten. Für mich war es okay, und ich wollte, dass mein Mann dieses Mal mit dabei war. Und das war genau richtig, denn ich beschloss an diesem Tag, in Anwesenheit meines Mannes und der Psychologin, das Nachthemd hochzuziehen und mir mein Stoma anzuschauen. Natürlich war ich super aufgeregt und hatte unendlich Angst davor, aber mich beruhigte die Anwesenheit meines Mannes enorm. Da war er nun, der Moment: der durchsichtige Beutel an meinem Körper, durch den etwas Rotes durchschimmerte. »Ach, das sieht ja überhaupt nicht schlimm aus! Ich hatte es mir viel, viel schlimmer vorgestellt!«, sprudelte es aus mir heraus. Und ich meinte das wirklich ehrlich, denn genau das schoss mir als Allererstes durch den Kopf. Ab dem Zeitpunkt war es für mich überhaupt kein Problem mehr hinzuschauen, wenn die Krankenschwester das Stoma versorgte! Ganz im Gegenteil, ich sah sogar fasziniert zu, wie sie den Beutel wechselte und alles sauber machte. Auch rief ich meine Freundinnen an und zeigte mein Stoma per Videocall und machte Späße. Einmal sagte ich zu einer Freundin: »Überleg mal, wir telefonieren schon fast eine Stunde, und ich habe währenddessen mein Geschäft gemacht, und du warst live dabei«. Wir mussten beide so lachen.

Alle paar Tage wurde ich mit meinem Bett runter in die Endoskopie gebracht. Dort wurde unter Narkose der Endo-Vac-Schwamm gewechselt. Ich bekam die Tage auch Besuch von einer Ernährungsberaterin, die mich aufklärte, welche Lebensmittel ich mit Stoma nicht essen sollte und welche Lebensmittel ich bedenkenlos zu mir nehmen könnte. Ich muss sagen, ich war sehr positiv überrascht! Ich hatte wirklich Angst, dass es ab sofort für mich nur noch flüssige Nahrung geben würde und ich auf meine geliebte Spaghetti Bolognese verzichten müsste. Ganz im Gegenteil: Mit Stoma kann man fast alles essen. Ich war sehr happy.

Am 6.12.21 kam eine Stoma-Beraterin zu mir ins Krankenhaus. Sie brachte ihren Koffer mit und zeigte mir verschiedene Beutel und deren Unterschiede. Dann wechselte sie meinen Beutel und erklärte mir Schritt für Schritt, was sie da machte. Am Ende ließ sie mir einiges an Material zum Durchlesen da und auch eine Tasche mit Beutel, Kompressen zum Reinigen und Stoma-Material wie z. B. Wundschutz-Ringe, Stoma-Puder, Schere, verschiedene Proben und vieles mehr.

Immer wenn mein Mann mich besuchen kam, brachte er mir ein Adventskalender-Tütchen mit. In jedem Tütchen waren verschiedene Sticker. Also klebten wir meinen Beutel voll mit bunten Stickern. Die Krankenschwestern und Ärzte schmunzelten immer, wenn sie den Beutel sahen. Mein Mann hatte von Anfang an keinerlei Berührungsängste mit dem Stoma. Ganz im Gegenteil! Er war fasziniert davon, wie sowas einfach aus meinem Bauch schaute und funktionierte. Ich glaube, seine positive Einstellung und dass er damit null Probleme hatte, hat mir meine Angst und Berührungsängste ganz schnell genommen! Er hat mir niemals das Gefühl gegeben, ich wäre jetzt anders oder unattraktiv. Ich hatte Angst, dass das Stoma zwischen uns stehen und so einiges verändern würde. Aber das tat es zu keinem Zeitpunkt! Vielmehr hat dieses Stoma uns noch mehr zusammengeschweißt und uns gezeigt, dass wir ein Team sind und zusammengehören! Das ist einer von vielen Punkten, für die ich dem Stoma unendlich dankbar bin. Es hat mir gezeigt, dass meine Entscheidung, diesen Mann zu heiraten, verdammt richtig war.

Beim zweiten Termin in der Stoma-Beratung war mein Mann mit dabei. Das war mir und ihm sehr wichtig! Er wollte auch wissen, wie das alles funktioniert und wie er mich dabei unterstützen könnte. Dieses Mal gingen wir alle ins Badezimmer, und ich sollte meinen Beutel selbst vorsichtig lösen und das Stoma reinigen. Dies war noch mal ein sehr emotionaler Moment. Ich stand vor dem Spiegel, mein Mann hinter mir. »Du machst das großartig, ich bin unfassbar stolz auf dich!« – flüsterte er mir ins Ohr. Ich brauchte ein bisschen, und natürlich liefen mir auch die Tränen die Wangen runter. Aber ich war verdammt stolz auf mich! Ich hatte gedacht, ich würde mich vielleicht nicht gerade hübsch finden, aber auch das war absolut nicht der Fall. Ich wechselte zum ersten Mal allein meinen Beutel und machte alles sauber. Ab diesem Zeitpunkt wechselte ich mein Stoma immer selbstständig. Mein Mann besprach noch ein paar Dinge mit der Stoma-Beraterin und stellte auch Fragen, denn er wollte gut vorbereitet sein, damit er mich zu Hause optimal unterstützen konnte. Dafür bin ich ihm bis heute sehr dankbar.

Für mich war es ab jetzt eine große Motivation, vor Weihnachten nach Hause zu können. Also versuchte ich, mich Schritt für Schritt wieder hochzukämpfen. Ich machte fleißig meine Physiotherapie, lief immer mal im Krankenhausgang auf und ab und wechselte fleißig meinen Beutel. Am 11.12.21, ganze 20 Tage später, durfte mich mein Mann endlich mit nach Hause nehmen. Mein Mann hatte mir eine Holzkiste personalisieren lassen, die wir im Badezimmer auf die Waschmaschine stellten. Dort waren ab sofort meine ganzen Stoma-Materialien drin. Ich war zwar endlich zu Hause. Dennoch musste ich die ersten zwei Wochen alle paar Tage ins Krankenhaus fahren, um dort den Endo-Vac-Schwamm wechseln zu lassen. Am 21.12. war ich dann meinen schönen Schlauch im Po endlich los.

Ich fing an, meine Geschichte mehr und mehr auf Instagram zu teilen und offen und ehrlich auf meinem Account über meine Diagnose Endometriose und die Zeit im Krankenhaus zu sprechen. Ich zeigte mich ohne Hemmungen mit meinem Stoma und sprach das erste Mal mit Vivian in ihrem Instagram-Live über mein aktuelles Leben mit Stoma. Wer mich schon länger kennt, der weiß, dass ich schon immer ein Problem mit meinem Selbstbewusstsein hatte. Das Stoma hat dies aber komplett verändert! Ich gründete meinen eigenen Podcast und wollte den Menschen da draußen Mut machen und die Angst vor einem künstlichen Darmausgang nehmen.

Ich kann sogar sagen, dass ich durch mein Stoma viele Vorteile hatte. Früher musste ich oft aufs Klo rennen, hatte Magenkrämpfe und oft

Durchfall. Ich saß 3- bis 4-mal täglich Ewigkeiten auf dem Klo, und mein Po war danach sehr wund. Ich konnte mit dem Stoma einfach und überall immer aufs Klo und musste mich nicht auf eklige Toiletten setzen. Außerdem: So sauber wie ein Stoma bekommt man keinen Po, ganz im Ernst! Das Stoma hat mein Selbstbewusstsein zurückgeholt, gestärkt und mir gezeigt, auf wen ich mich in meinem Leben verlassen kann und wer in meinem Leben nichts mehr zu suchen hat. Es hat mir gezeigt, was für eine starke Frau ich bin und dass ich auf mich und meinen Körper verdammt stolz sein kann! Durch das Stoma habe ich so viele großartige Menschen und deren Geschichten kennenlernen dürfen, und wenn ich nur einer einzigen jungen Frau da draußen etwas die Angst genommen und Mut gemacht habe, bin ich schon mehr als glücklich. Mein Stoma hat mir die Augen geöffnet, was ich in meinem Leben alles machen und welchen Weg ich gehen möchte! Es hat mir so viel Kraft und Willen geschenkt!

Im April 2022 wurde mein Stoma zurückgelegt. Ganz ehrlich: Irgendwie vermisse ich es. Ich hatte mich daran gewöhnt und hab es lieben gelernt. Hätte ich den Beutel für immer behalten müssen, wäre das für mich absolut kein Problem gewesen. Danach ging die Reise für mich und meinen Mann weiter im Kinderwunsch-Zentrum. Auch hier nahm ich die Community mit und gründete eine Kinderwunsch-WhatsApp-Gruppe. Ich bin stolz auf mich, mein Stoma und meinen Körper! Der steinige und weite Weg hat sich gelohnt, denn ich sitze hier und schreibe diese Zeilen für euch und streichle dabei meinen Bauch. Denn trotz diesem harten Weg bin ich nun in der 11. Woche schwanger.«

Seltenere Formen der Endometriose

Nabelendometriose

Dies ist eine sehr seltene Form, die oftmals lange unerkannt bleibt, denn Betroffene suchen damit nicht ihren Frauenarzt auf, sondern gehen eher zum Dermatologen. Klingt für mich auch logisch. Ich würde auch erst mal vermuten, dass es sich hier um eine Hauterkrankung oder dergleichen handelt. Oftmals wird fälschlicherweise ein Nabelbruch diagnostiziert.

Mögliche Symptome einer Nabelendometriose: zyklische Schmerzen rund um den Bauchnabel herum. Nässende Entzündungserscheinungen und zyklische Blutungen aus dem Nabel. Häufig ertasten Betroffene auch kleine Knoten. Es sind eher äußerliche und gut sichtbare Wucherungen. Hier ist es ratsam, dieses Gewebe operativ zu entfernen und zu untersuchen, damit die Nabelendometriose sicher diagnostiziert werden kann.

Lungenendometriose

In seltenen Fällen kann sich Endometriose auch in der Lunge absetzen, was sich in Form von starken Brustschmerzen, Kurzatmigkeit, zyklischem Bluthusten und Schmerzen in der rechten Schulter bemerkbar machen kann. Warum genau sich das Gewebe auch in der Lunge niederlässt, steht bis dato noch nicht fest. Hier gibt es ganz klar noch mehr Forschungsbedarf.

Bauchdeckenendometriose

Nach einem Kaiserschnitt kann es ebenfalls dazu kommen, dass sich Endometriose-Herde – meist in der Nähe der Sektionsnarbe – ansiedeln. Es sind bisher jedoch nur 1 Prozent solcher Endometriose-Fälle bekannt. Sie wird auch als »kutane Endometriose« bezeichnet. Beim Kaiserschnitt wird die Gebärmutterhöhle geöffnet und das Gewebe dadurch »verschleppt«. Auf diese Weise schafft es dann das Gewebe, sich später in der Narbe abzusetzen.

Endometriose im Gehirn

Nur selten wandert das Endometriose-Gewebe bis hinauf ins Gehirn.[15] Es sind bisher nur Einzelfälle bekannt, deshalb kann man die Symptome nicht genau beschreiben. In sogenannten Fallberichten über diese Einzelfälle wird allerdings von neurologischen Ausfällen und Krampfanfällen gesprochen. Es ist oft eine Ausschlussdiagnose, wenn weitere Erkrankungen wie Migräne oder Kopfschmerzen ausgeschlossen werden können. Auch hierzu gibt es noch keine Studien, die Forschung steht noch ganz am Anfang. Es wird vermutet, dass Endometriose-Zellen über das Blut und die Lymphe ihren Weg ins Gehirn finden. Dein Arzt oder deine Ärztin kann bei einem diesbezüglichen Verdacht ein MRT von deinem Kopf und Gehirn veranlassen. So lassen sich Veränderungen im Gehirn besser einschätzen. Hier ist ein Facharzt für Radiologie der richtige Ansprechpartner.

Zysten - Der Unterschied zwischen einer Endometriose-Zyste und einer funktionellen Zyste

Schokoladenzysten

Die Endometriose-Zyste wird oftmals »Schokoladenzyste« genannt. Der Name erklärt sich fast von selbst: Die Schokoladenzyste ist mit altem, verdicktem Blut gefüllt. Die braunrote Farbe des Blutes gleicht Schokolade. Eine solche Zyste kann, je nach Größe, für Schmerzen und Beschwerden sorgen, die sehr den »üblichen« Endometriose-Symptomen ähneln. Auch die Fruchtbarkeit kann negativ beeinflusst werden. Dieser negative Aspekt ist bei Schokoladenzysten viel ausgeprägter als bei anderen Eierstockzysten.

Die Schokoladenzyste kann von Spezialisten oft schon im Ultraschall erkannt werden. Um eine solche Zyste sicher zu diagnostizieren, wird bei einer Bauchspiegelung eine Gewebeprobe entnommen. Eine Schokoladenzyste verschwindet leider nie komplett von allein, das heißt, sie muss häufig operativ entfernt werden. Medikamente haben nur einen Einfluss darauf, dass sich die Zyste verkleinert und die Schmerzen verringert werden können.

Tipp

Zwiebelkur bei Eierstockzysten

Das Rezept stammt von Prof. Dr. İbrahim Adnan Saraçoğlu.(26) Er ist ein bekannter türkischer Chemiker, Biochemiker, Hochschullehrer und Naturheilkundler. Seine Zwiebelkur soll ab dem 2. Zyklustag 14 Tage lang ohne Unterbrechung angewandt werden, und du kannst sie zweimal im Jahr durchführen. Trink den Zwiebelsud morgens und abends auf nüchternen Magen. Er soll dabei helfen, die Zysten zu verkleinern oder sie ganz verschwinden zu lassen. Vielleicht ist es für dich einen Versuch wert.

Zutaten:

- 1 mittelgroße frische helle Zwiebel mit brauner Schale. Bitte keine rote Zwiebel.
- 1,5 Gläser Leitungswasser

Zubereitung:

- Schäle die Zwiebel und schneide sie in vier Teile. (Wenn du magst, lass die Schale dran. So bleiben noch mehr Nährstoffe erhalten.)
- Fülle das Wasser in einen Kochtopf und lass die Zwiebelviertel darin ungefähr 5 Minuten kochen.

Trinke den Zwiebelsud gleich warm und lass ihn nicht kalt werden. Der Zwiebelsud sollte daher auch immer frisch zubereitet werden.

Eierstockzysten (Ovarialzysten)

Sie werden auch als »funktionelle Zysten« bezeichnet und können an einem oder an beiden Eierstöcken auftreten. Der Hohlraum der Zyste ist mit Flüssigkeit gefüllt. Solche Zysten werden hormonell beeinflusst. Wenn der Körper also mit Hormonschwankungen zu kämpfen hat, steigt das Risiko für Eierstockzysten. Da die Eierstockzysten der Betroffenen häufig keine Beschwerden verursachen, werden sie auch oft nur durch Zufall von einem Gynäkologen im Ultraschall entdeckt. Wenn eine solche Zyste allerdings sehr groß wird, kann auch sie für Schmerzen sorgen. Diese Zysten bilden sich häufig nach einigen Zyklen von selbst wieder zurück.

Eine Endometriose kommt selten allein! Hier ein paar »Begleiter«

Wer hätte es sich nicht schon gedacht: Die Endometriose kann mit mehreren Begleiterkrankungen einhergehen. Als würde eine Endometriose oder Adenomyose allein nicht schon ausreichen! Ich möchte dir ein paar mögliche Begleiterkrankungen aufzählen, und vielleicht findest du dich bei dem einen oder anderen Symptom oder einem Krankheitsbild ebenfalls wieder.

Fatigue als Begleiterkrankung der Endometriose

Fatigue beschreibt eine körperliche und geistige Erschöpfung. Man kann diese Erkrankung nicht mit einer normalen Müdigkeit vergleichen, und sie ist auch nicht durch Schlaf zu beheben. Diese Erkrankung kann den Alltag massiv erschweren. 50–70 Prozent der Endometriose-Betroffenen leiden unter Fatigue. Die Symptome der Fatigue sind allerdings sehr unspezifisch und können auch Anzeichen für andere Erkrankungen sein. Zuerst sollten viele weitere infrage kommende Erkrankungen ausgeschlossen werden. Ein intensives Gespräch mit deinem Arzt ist daher das grundlegende Diagnoseverfahren, um eine Fatigue festzustellen. In der internationalen Klassifikation der Krankheiten der Weltgesundheitsorganisation (ICD) ist Fatigue bislang nicht als eigenständiges Syndrom anerkannt.[7] Hilfreich kann hier die »Deutsche Fatigue Gesellschaft« sein. Dort erhältst du weitere Hilfe und Informationen über diese Erkrankung.

Depressionen & Angstzustände

Aufgrund von wiederholten Operationen, Verwachsungen, Endometriose-Herden und einem langen Leidensweg entwickeln viele Betroffene chronische Schmerzen. So produziert das Gehirn diese Schmerzen nun auch unabhängig vom eigentlichen Schmerzreiz. Die lange Leidensdauer, das Unverständnis von außen, die sozialen und gesundheitlichen Einschränkungen können leider psychische Begleiterkrankungen hervorrufen, wie beispielsweise Depressionen und/oder Angstzustände. Wichtig: Endometriose selbst ist keine psychische Erkrankung. Das lass dir bitte auch von niemandem einreden. Viele Außenstehende wollen uns oft weismachen, dass wir uns die Schmerzen und Beschwerden nur einbilden oder dass gar unsere Psyche daran »schuld« wäre.

Migräne

Bei zahlreichen Betroffenen treten beide Erkrankungen, Endometriose und Migräne, in Kombination auf. Migräne bedeutet auch nicht nur starke Kopfschmerzen. Migräne ist eine ernst zu nehmende neurologische Erkrankung, dabei treten typischerweise massive Kopfschmerzen auf. Auch weitere Symptome wie Schwindel, Übelkeit, Erbrechen, Licht- und Geräuschempfindlichkeit können hinzukommen. Bei der Migräne gibt es eine Sonderform: die Migräne mit Aura. An dieser Form der Migräne leide ich selbst, und das schon seit vielen Jahren. Wenn du den Verdacht hast, an Migräne zu leiden, kann der Gang zu einem Neurologen sinnvoll sein.

Darmerkrankungen

Der Darm spielt eine große Rolle für unsere Gesundheit. Das sogenannte Darmgehirn schlägt bei Erkrankungen und Unverträglichkeiten sofort Alarm. Besonders stark reagiert der Darm auf Stress und eine falsche Ernährung. Mögliche Darmerkrankungen: Colitis ulcerosa, Reizdarm, Morbus Crohn oder auch der häufig auftretende »Endobelly«. Dies alles können auch weitere Begleiterkrankungen der Endometriose sein. Wenn Darmprobleme seit längerer Zeit bestehen, sollte man sich auch hier ärztlichen Rat einholen.

Diverse Allergien & Intoleranzen

Auch Nahrungsmittelunverträglichkeiten sind oftmals ein Begleitsymptom der Endometriose, laut der Endometriose-Vereinigung Deutschland e. V. können beispielsweise auch Intoleranzen gegen Gluten, Fructose, Lactose und Histamin häufig auftreten. Es besteht ein erhöhtes Risiko für sämtliche Allergien. Hierbei kann auch eine Art Beschwerde-und-Essens-Tagebuch hilfreich sein. Darin kannst du deine Beschwerden eintragen, und somit weißt du ganz genau, ob sie auftauchen, wenn du beispielsweise etwas Bestimmtes gegessen oder getrunken hast. Hier kann dir dein Hausarzt definitiv weiterhelfen, wenn auch diese Beschwerden länger anhalten sollten.

Ein großer Unterschied: Empathie ist nicht gleich Mitleid, und Mitleid ist nicht gleich Empathie

»Vivian, was wünschst du dir zukünftig für Menschen mit einer chronischen Erkrankung?« – Die Antwort lautet immer gleich: Ich wünsche mir Empathie. Erinnerst du dich an eine Situation, in der dir wegen deiner chronischen Krankheit mehr Mit*leid* als Mit*gefühl* (Empathie) entgegengebracht wurde? Die Antwort deines Gegenübers hat sich wahrscheinlich ungefähr so angehört: »Oh nein – das tut mir aber leid« Oder: »Ach Mann, das ist so schlimm und traurig«. In mir lösen solche Sätze aber immer irgendwie eine Art Unbehagen aus. Diese Reaktionen und Äußerungen erlebe ich nämlich ganz häufig von Außenstehenden, wenn sie hören, dass ich chronisch krank bin. Ich versuche immer, eine solche Situation zu umgehen oder zu retten und vor allem eines: die Fassung nicht zu verlieren. Aber dies ist einfacher gesagt als getan. Ich brauche dein Mitleid ehrlicherweise nicht! Was ich brauche, ist Empathie und dass du mir zuhörst. Nicht mehr und nicht weniger.

Erst vor ein paar Tagen begegnete mir meine Osteopathin mit den Worten: »Sie sind ja noch so jung und haben schon so viele Erkrankungen.« Wow. Danke für die Worte und die Einschätzung. Darauf wäre ich selbst gar nicht gekommen. Ironie off.

Zugegeben: Mein Gegenüber kann nichts für meine Mikroaggressionen. Diese haben sich über all die Jahre angesammelt, sie stammen aus Situationen, in denen ich nicht ernst genommen wurde oder in denen man mir nicht zugehört hat. Es traten vereinzelt immer wieder Situationen auf, die ich als übergriffig, empathielos und respektlos empfand. Meine Grenzen wurden immer wieder überschritten, obwohl ich meine Grenzen klar definiert und aufgezeigt hatte. In diesem Moment trägt mein Gegenüber allerdings dazu bei, dass das Fass mit meinen Mikroaggressionen überläuft. Es explodiert regelrecht.

Aber was erwarte ich dann von meinem Gegenüber? Ein »Damit kannst du ja gut leben. Sei froh, dass du keinen Krebs hast!« – macht mich in solchen Augenblicken mindestens genauso aggressiv und traurig. Jemand, der nicht ebenfalls an Endometriose leidet, braucht meine Erkrankung und meinen Alltag nicht mit so etwas zu relativieren. Danke, aber das kriege ich allein auch schon ganz gut hin.

Eine chronische Erkrankung beschwört in vielen Menschen ein verkehrtes Bild herauf. Ein Bild à la »Du bist chronisch krank und hast somit kein erfülltes Leben. Das ist so traurig, und ich habe viel Mitleid mit dir«. Aber viele Menschen mit chronischen Erkrankungen führen damit und trotzdem sehr wohl ein erfülltes und glückliches Leben. Wir können auch lachen, Spaß haben und setzen uns ebenfalls Ziele in unserem Leben, die wir genauso gut erreichen können wie gesunde Menschen.

Dabei ist uns viel mehr geholfen, wenn man uns einfach aktiv zuhört und uns dadurch Empathie entgegenbringt. Es könnte so einfach sein. Ich bin nämlich der einzige Mensch auf dieser Welt, der meine Erkrankung definieren darf. Und das ist auch gut so: Das darf wirklich nur ich!

Meine Mama hat mit mir schon viele Situationen erlebt, in denen ich von Ärzten nicht ernst genommen wurde. Ich habe es ihr oft angesehen: Sie war selbst hilflos und wusste selbst auch gar nicht genau, wie sie mir hätte helfen können. Sie wusste nur eines: Ihre Tochter leidet und bekommt nicht die Hilfe, die sie eigentlich braucht. Für unsere Familienmitglieder oder Menschen, die uns liebhaben, ist dies auch keine einfache Situation. Eine chronische Erkrankung kann auch für unsere geliebten Menschen eine Herausforderung darstellen. Wie meine Mama meine Erkrankung und den Weg bis zur Diagnose wahrgenommen hat, möchte ich jetzt gerne mit dir teilen, ihre Worte:

»Und nun ist es da ... Dein erstes eigenes Buch. Es erfüllt mich mit einer großen Freude und wahnsinnigem Stolz. Du, meine Tochter, hast aufgeschrieben, was eine Krankheit mit einem Mädchen von zwölf Jahren macht, der nicht bewusst war, welcher Leidensweg ihr bevorsteht. Für uns gab es noch keinen Namen für eine Krankheit, die wir einfach Bauchweh, Regelschmerzen oder Erbrechen oder »es geht mir gar nicht gut« nannten. Eine Krankheit, die aus meiner Tochter, aus einem fröhlichen Mädchen und Teenager, von heute auf morgen eine leere Hülle machte, die nur noch aus Schmerzen, Verzweiflung und Ahnungslosigkeit, was gerade mit ihr passierte, bestand.

Auch ich als ihre Mutter habe es immer abgetan als »Ach Vivi, das sind deine Regelblutungen, die bekommt ein Mädchen, wenn es zur Frau wird«. Und habe ihr ein Kirschkernkissen auf den Bauch gepackt. Doch es wurde im Laufe der Zeit (ich rede hier von Jahren) immer schlimmer mit den Schmerzen, die Vivi auch in Ohnmacht fallen ließen, ohne Ankündigung, sie fiel einfach um und lag zusammengekauert auf dem Fußboden. Wir haben verschiedene Frauenärzte aufgesucht, die Vivi immer wieder neue Sorten von Verhütungsmitteln verschrieben und Ratschläge gegeben haben, wie »Die Monatsblutungen dauern doch immer nur eine Woche, da musst du halt durch«. Aber Vivi ging es immer schlechter, sie konnte sich in der Schule nicht mehr konzentrieren, konnte ihrem Sport nicht mehr nachgehen, und auch ihre Freundschaften wurden immer weniger. Alles wegen einem Zustand, von dem wir immer noch nicht sagen können, wie er heißt. Dann kam die Zeit, in der Vivi ihre Ausbildung begann.

Als Vivi mit ihrer großen Liebe schließlich nach Hamburg gezogen ist, hat sie dort endlich einen Frauenarzt gefunden, der sofort einen Namen für ihr Problem wusste: ENDOMETRIOSE. Daraufhin hat Vivi einen Termin in einer Endometriose-Klinik zur Bauchspiegelung bekommen, und tatsächlich wurde die Erkrankung bei ihr diagnostiziert. Welch eine Erleichterung, dass der Zustand endlich einen Namen hat! Doch wie soll es weitergehen? Wie wirkt sich die Endometriose auf meine Tochter aus? Ich hatte von dieser Krankheit noch nie gehört, gelesen, gesehen. Es gab Fragen über Fragen.

Nächtelang haben wir (ich viel mehr) im Internet alles über diese Erkrankung nachgelesen. Kennt ihr das Gefühl, wenn man in so einem Moment nicht helfen kann? Es ist nicht so, dass mein kleines Mädchen hingefallen ist, und ich puste ihren Schmerz einfach weg. Leider funktioniert es so nicht mehr, da kann ich pusten und pusten, wie ich will. Der Zauber hat nachgelassen und war eines Tages ganz verschwunden. Doch meine Tochter ist und war schon immer eine Kämpferin. In allen Lebenslagen und bei dieser Krankheit noch viel mehr. Ich habe gerade einmal nachgerechnet, sie lebt wirklich fast 15 Jahre mit der Krankheit Endometriose, doch die wurde erst vor zwei Jahren offiziell gültig in ihrer Krankenakte bestätigt.

Wenn ihr gerade Vivians Buch in den Händen haltet und ihre Krankheitsgeschichte gelesen habt, möchte ich euch als Mutter ans Herz legen ... geht gemeinsam mit eurer Tochter oder Mutter diesen Weg. Lasst sie nicht alleine den schweren Weg gehen. Seid bei ihnen, wenn das Gefühlschaos sie überwältigt. Bei meiner Tochter wird bestimmt auch bald der Kinderwunsch kommen, und ich werde immer an ihrer Seite stehen und gehen, wenn sie es sich wünscht.

Liebe Vivian, ich möchte dir diese Zeilen ans Herz legen und dir damit sagen, dass ich dich mit der Krankheit nie alleine lassen werde. Ich liebe dich über alles, meine Schmetterlingsfee, und werde immer für dich da sein.

Deine Mama«

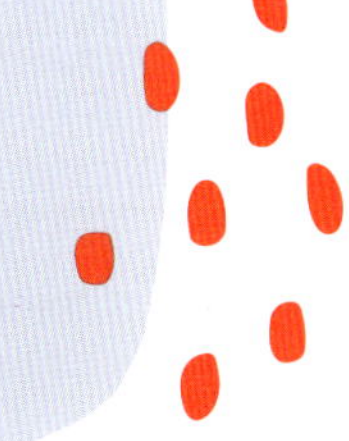

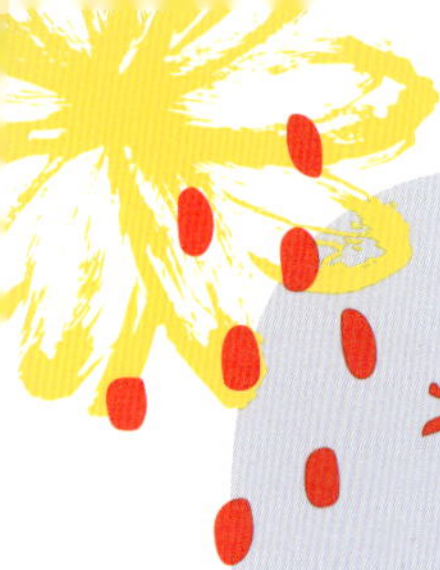

»Medical Gaslighting«

Wenn Ärzte uns nicht ernst nehmen

Beim Medizinischen »Gaslighting« (das bedeutet, jemanden an seiner Wahrnehmung der Realität zweifeln zu lassen) geht es um Situationen, die Patienten erleben, wenn sie das Gefühl haben, nicht ernst genommen oder gar nicht gehört zu werden. Und als Folge davon fühlen sich die Patienten nicht ordnungsgemäß ärztlich behandelt. Dies erleben gerade Menschen mit chronischen und unsichtbaren Erkrankungen leider sehr häufig. Wahrscheinlich hast du eine solche Situation auch schon einmal über dich ergehen lassen müssen.

Ich möchte dir eine solche Gaslighting-Situation anhand eines persönlichen Beispiels schildern:

Es war einer dieser Tage meiner Periode. Die Schmerzen waren unaushaltbar, und ich kam von der Toilette nicht mehr runter, weil ich mich vor Schmerzen andauernd übergeben musste. Nachdem ich in Ohnmacht gefallen bin, weil die Schmerzen wieder einmal so schlimm waren, hat mich meine Mama geschnappt und ist mit mir in die Notfallsprechstunde einer Frauenärztin gefahren. Zu diesem Zeitpunkt besuchte ich noch die Schule.

Dort angekommen, musste ich trotz meiner wirklich schlechten Verfassung ewig warten, bis ich drankam. Mein Zustand wurde von Anfang an nämlich nicht als Notfall eingestuft. Als ich dann endlich dran war, habe ich der Ärztin aufgezählt, wo genau ich überall Schmerzen hatte und dass ich schon in Ohnmacht gefallen war und mich vor Schmerzen übergeben musste.

Sie versuchte dann, mich gynäkologisch zu untersuchen. Die Schmerzen waren für mich unerträglich, und dies habe ich ihr ebenfalls mitgeteilt, sodass sie sich beeilt hat. Ich weine schon lange nicht mehr vor

Schmerzen in solchen Situationen. Meine Schmerzen waren zu diesem Zeitpunkt so schlimm, dass ich vor Schmerzen in mich hineingeschrien habe. Ein Außenstehender hat mir meinen Schmerzzustand oft gar nicht angesehen. Als sie mit der Untersuchung fertig war, teilte mir die Ärztin Folgendes mit:

»Ich kann bei Weitem nichts Auffälliges erkennen. Du hast momentan deine Periode, da kann es schon mal zu Schmerzen kommen – die sollten aber in ein paar Tagen wieder verschwunden sein. Oder hast du keine Lust auf die Schule und benötigst einfach eine Krankschreibung?«

Ich fühlte mich nach dieser Aussage beschämt und überhaupt nicht von ihr ernst genommen. Ganz im Gegenteil. Ich hatte ihr doch klar und deutlich gesagt, dass ich Schmerzen hatte, in Ohnmacht gefallen bin und mich ständig übergeben musste. Und das sollte alles normal sein? Monat für Monat? Sie hat dies alles nur belächelt. Den Tränen nahe verließ ich den Untersuchungsraum, gab meiner Mama Bescheid, und wir fuhren nach Hause.

Dies ist eine Situation von vielen weiteren, in denen ich mit »Medical Gaslighting« in Berührung gekommen bin. Nur wusste ich damals noch nicht, dass es dafür eine Bezeichnung gibt und dieses Verhalten von Ärzten alles andere als normal ist. Selbstverständlich ist uns allen bewusst, dass es in der heutigen Zeit an ärztlichem Personal und vor allem an Zeit fehlt. Dennoch muss es meiner Meinung nach nicht an Empathie mangeln. Es bestehen leider immer noch zu viele Vorteile gegenüber Geschlechtern sowie gegenüber kulturellen und ethischen Gruppen. Deshalb ist »Medical Gaslighting« auch heute noch für viele Patienten ein großes und sehr häufiges Thema. Es ist real, und es passiert ständig!

Was kannst du gegen »Medical Gaslighting« machen?

- Nimm möglichst eine Begleitperson zu deinem Arzttermin mit.
- Wenn du in einem Krankenhaus behandelt wirst, kannst du dich an die Mitarbeiter der Patientenvertretung wenden.
- Such einen anderen Arzt auf, bei dem du dich wohlfühlst und der dir weiterhilft.
- In gravierenden Fällen kannst du dich auch an die Ärztekammer wenden. Du kannst dort deine negativen Erfahrungen schildern und eine schriftliche Beschwerde einreichen.
- Du kannst dem »Gaslighter« direkt ein Stoppsignal senden: »Ich finde es nicht gut, dass Sie meine Beschwerden nicht ernst nehmen.«
- Ganz wichtig: Vertraue deinem Körper und dir selbst! Lass dich durch Erfahrungen mit Medial Gaslighting nicht verunsichern.

Das größte Problem beim Medical Gaslighting: Man beginnt, nach einiger Zeit selbst an seinen Beschwerden und Symptomen zu zweifeln. Man beginnt, seine Schmerzen und Empfindungen zu hinterfragen, und man hört auf, seinem Körper zu vertrauen. Viele Vertreter der Medizin wollen einem gern einreden, dass die Beschwerden durch Stress bedingt seien, das Wetter momentan schuld daran sei, der Zyklus einfach mal verrückt spiele oder die Beschwerden von der Müdigkeit kämen.

Aber halte dir vor Augen, dass du selbst deinen Körper und vor allem deine Beschwerden am besten kennst und diese tagtäglich erlebst. Lass sie dir in keinem Fall absprechen oder als »normal« bezeichnen. Deine Beschwerden sind real! Deine Beschwerden sind nicht psychisch bedingt, und nein, du bist auch nicht zu jung! Hol dir wann immer möglich eine Zweit-, Dritt- oder auch Viertmeinung ein. Es gibt auch kompetente und empathische Ärzte, die gewillt sind, dir zu helfen, und die dich und deine Beschwerden ernst nehmen.

Adenomyose – die böse Schwester der Endometriose?

Mir ist es wichtig, auch auf die Adenomyose einzugehen, weil diese Erkrankung oft viel zu kurz kommt. Ich möchte niemanden ausschließen, wenn ich zwangsläufig (nur) von der Endometriose rede. Alle Tipps und Informationen schließen die Adenomyose selbstverständlich nicht aus, sondern sind dafür ebenfalls geeignet.

Es heißt immer, die Adenomyose sei die böse Schwester der Endometriose. Aber stimmt dies wirklich? Man hielt die Erkrankung lange für eine Unterform der Endometriose. Mittlerweile wird die Adenomyose als für sich stehende Erkrankung angesehen.[(5)] Die Adenomyose ähnelt dennoch der Endometriose: Bei der Adenomyose wächst das Gewebe, das der Gebärmutterschleimhaut ähnelt (manche Quellen sagen, dass es tatsächlich Gebärmutterschleimhaut ist), in der Gebärmutter bzw. in der Muskelschicht der Gebärmutter. Bei der Endometriose wächst dieses Gewebe außerhalb der Gebärmutter. Es ist tatsächlich so, dass bei vielen Frauen trotz etlicher Beschwerden keine Endometriose festgestellt wird. Häufig steckt dann eine Adenomyose hinter dem Leiden. Deshalb sollte bei den Untersuchungen ärztlicherseits auch immer eine Adenomyose in Erwägung gezogen werden. Es wird auch oft gesagt, die Adenomyose komme nur bei Frauen vor, die bereits in den Wechseljahren sind oder bei denen die Familienplanung schon abgeschlossen ist. Dieser Mythos sollte aber schnell abgeschafft werden, denn Adenomyose kann auch bei jungen Frauen auftreten. Sie ist, wie die Endometriose, zum jetzigen Zeitpunkt nicht heilbar, und ihre Entstehung ist bis heute auch noch nicht abschließend geklärt.

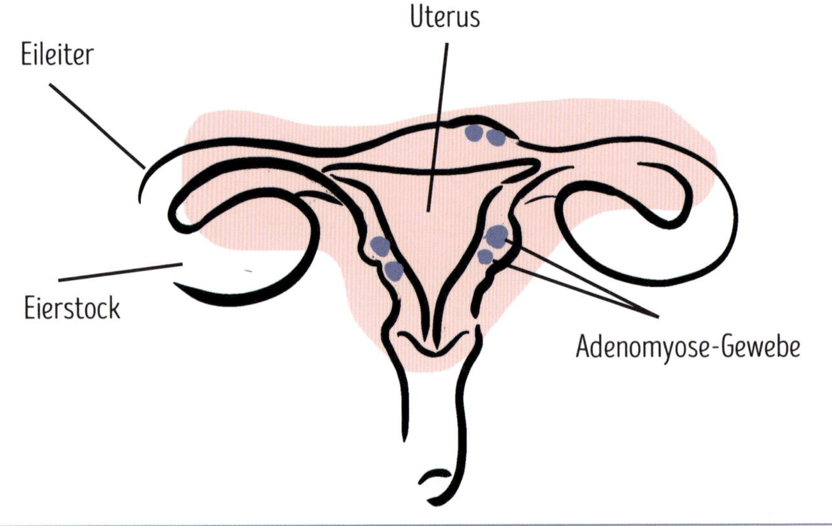

Eine von Adenomyose befallene Gebärmutter

Wie kann eine Adenomyose diagnostiziert werden?

Viele Experten können eine Adenomyose schon bei einer vaginalen Ultraschalluntersuchung erkennen. Folgende Kriterien können für eine Adenomyose sprechen: vergrößerte Gebärmutter, Einschlüsse in der Muskulatur und/oder Unterschiede in der Wanddicke. Eine MRT-Untersuchung (Magnetresonanztomografie) kann ebenfalls oft hilfreich sein. Man kann allerdings auch im Rahmen einer Bauchspiegelung indirekte Hinweise darauf finden. Hundertprozentig erhärten lässt sich die Diagnose Adenomyose allerdings nur mit dem histologischen Befund. Das heißt, es müsste die Gebärmutter entfernt oder eine Gewebeprobe (Biopsie) entnommen werden. Eine Biopsie ist nur leider oft ungenau. Und zwar dann, wenn die Probe nicht genau aus dem betroffenen Gewebe in der Gebärmutter stammt.

Symptome der Adenomyose

Die Symptome der Adenomyose können denen der Endometriose sehr stark ähneln. Und auch diese sind individuell und können deutlich variieren. Laut einer aktuellen Studie verläuft die Adenomyose bei einem Drittel der Betroffenen symptomlos.[6] Es stellt sich dann meistens per Zufall bei einer Untersuchung heraus, dass sie (zusätzlich) an Adenomyose leiden. Bekannte Symptome der Adenomyose:

- Chronische Unterleibsschmerzen
- Starke Schmerzen vor und während der Periode
- Schmerzen während und nach dem Geschlechtsverkehr
- Schmerzausstrahlung in die Beine
- Starke Monatsblutung und Eisenmangel
- Unerfüllter Kinderwunsch
- Vergrößerte Gebärmutter, gekippte Gebärmutter
- Schmerzhafter Stuhlgang, Durchfall und Verstopfung – vorwiegend während der Periode
- Erschöpfung, Müdigkeit

Chirurgische Therapiemöglichkeiten

- **Hysterektomie:** Hierbei handelt es sich um eine Gebärmutterentfernung, was zum jetzigen Zeitpunkt wohl die effektivste Behandlungsmethode ist.
- **Embolisation:** Mit einer Endometriumablation werden die Einwachsungen entfernt und ihnen die Blutzufuhr entzogen.
- **Organerhaltende Resektion:** Bei diesem Therapieansatz werden in einer Operation Teile der von Adenomyose betroffenen Gebärmutter entfernt.

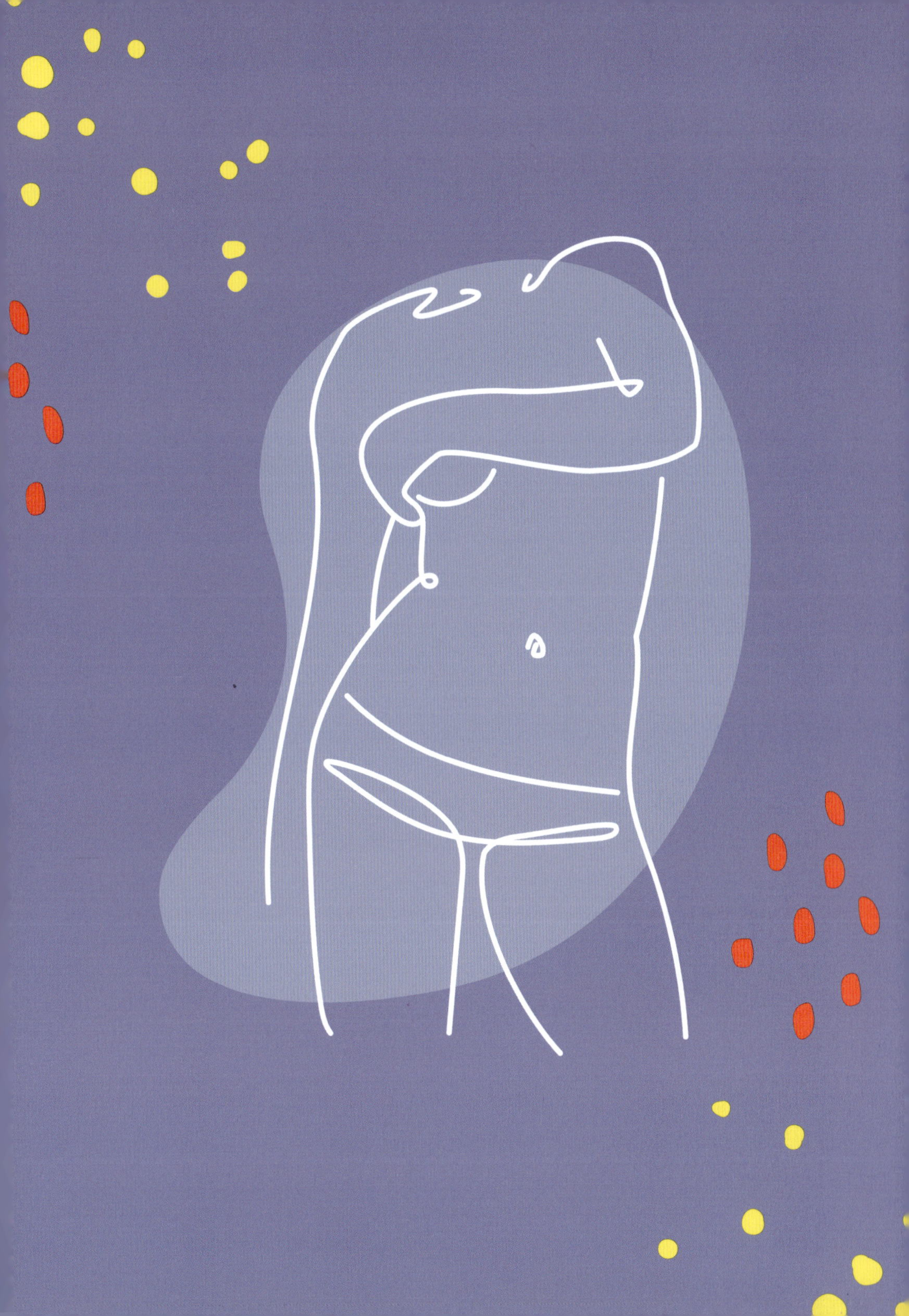

KAPITEL 2

Diagnose

Endlich Klarheit

Es ist der 4. Februar 2020. Morgen ist es endlich so weit. Endlich habe ich meinen Termin für die Bauchspiegelung. Dadurch soll endgültig herausgefunden werden, ob ich an Endometriose leide oder nicht. Es ist bereits 22:00 Uhr. Also wird es Zeit für meine letzte Zigarette und einen letzten Schluck Wasser. Denn vor der Operation soll ich mindestens 12 Stunden lang darauf verzichten. Wie jetzt? Ich soll ein so aufregendes Ereignis ohne meine Zigaretten überstehen?

Am nächsten Morgen klingelte mein Wecker. Die Nacht war kurz, denn meine Gedanken waren schon bei der bevorstehen Operation. In meinem Kopf schwirrten unzählige Fragen und Ängste herum: Was ist, wenn die Ärzte keine Endometriose entdecken und ich mir meine Schmerzen doch eingebildet habe? Das war meine größte Angst. Ich möchte nämlich endlich einen Schritt weiterkommen, nach all den Jahren, und nicht wieder zurückfallen. Wie wird es mir nach dem Eingriff gehen? Wird die OP gut verlaufen oder kommt es zu Komplikationen? Ich wusste, dass dies alles normale Ängste vor so einem Ereignis sind. Aber dennoch waren diese Ängste da. Also versuchte ich, sie ein wenig beiseitezuschieben, und bereitete mich auf meinen großen Tag vor. Ich zog meinen neuen Jogginganzug an, den ich mir extra für das Krankenhaus gekauft hatte. Ich fühlte mich darin sehr wohl, denn nichts wird mich nach der Operation am Bauch zwicken.

Mir war unglaublich schlecht. Schlecht vor Aufregung. Mir drehte sich der Magen um, die Gedanken kreisten weiter. Dann hörte ich die Stimme meines Partners: »Huhn, wir müssen los!« In Ordnung. Also habe ich mir meine sieben Sachen geschnappt, und mein Alpaka-Kuscheltier als Glücksbringer muss natürlich auch mit. Ich habe es liebevoll »Alpaki« getauft. Es geht ins Albertinen Krankenhaus in Hamburg. Nach einer Stunde Fahrtweg waren wir endlich angekommen. Nun stand ich vor dem großen Krankenhaus und war den Tränen nah. Am liebsten wäre ich wieder umgekehrt und nach Hause gefahren. Machte das hier alles Sinn? Schnell hielt ich mir mein Ziel wieder vor Augen: Ich wollte endlich wissen, was ich habe. Ich möchte endlich Antworten auf meine jahrelangen Schmerzen, und die bekomme ich nur durch eine Bauchspiegelung. Also rein ins Krankenhaus, ab in die Anmeldung und dann im Wartezimmer Platz nehmen. Mein Freund durfte mich ein Stück begleiten. Ich sah all die traurigen Frauen im Wartezimmer und wurde von einer anderen Patientin gefragt: »Sind Sie auch zur Gebärmutterentfernung da?« Das hat gesessen. Ich habe mich davon wirklich überrumpelt gefühlt und entgegnete freundlich: »Nein, ich habe heute meine erste Bauchspiegelung, da der Verdacht besteht, dass ich an Endometriose leide«. Fragezeichen in ihren Augen. Dann war Stille. Gut für mich. Ich war eh nicht in Plauderlaune. Also legte ich meinen Kopf wieder auf die Schulter meines Partners und drückte Alpaki fest an mich. Es vergingen Stunden. Es fühlte sich wie eine Ewigkeit an. Es kam ein Notfall rein, und dieser wird verständlicherweise vorgezogen.

Dann war es so weit. Auf einmal ging alles ganz schnell. Ein kurzer Kuss blieb mir, um mich von meinem Partner zu verabschieden. Dann brach es aus mir heraus – die Tränen flossen, und ich konnte nicht aufhören zu weinen. Ich musste mich sofort umziehen, und es wurden mir bereits alle Zugänge gelegt. Das Pflegepersonal versuchte noch immer, mich zu beruhigen, aber das Weinen hörte nicht auf. Ich sah auf einmal alle Momente mit meinen Liebsten vor mir und erinnerte mich an all die schönen Erlebnisse und Menschen an meiner Seite. »Wollen Sie ein Beruhigungsmittel, Frau Wagner?« – Definitiv. Nahm ich sofort. Aber so »scheißegal«, wie alle immer sagen, war mir trotzdem nichts. Ganz im Gegenteil, mein Herz pochte unglaublich laut. Die Aufregung machte mich total fertig. Dann wurde ich von einem lieben Krankenpfleger in einen anderen Raum geschoben. Der sah für mich aus wie ein OP-Raum. Alles clean, ein paar Instrumente und mehrere Menschen um mich herum. Dann wurde mir bewusst, dass nun die Narkose eingeleitet wird. Nun wurde ich noch panischer, und noch mehr Tränen flossen.

Fremde Augen blickten in mein Gesicht, ich habe wieder all meine Liebsten vor mir und soll von 10 an runterzählen. 10,9,8,7,6,5,4 ... und weg war ich.

Ich öffnete die Augen. Mein erster Blick ging direkt zu meinem Bauch. Ich zog die Decke weg und sah erst mal nach, was mich erwartete. »Puuuh ... ein Glück kein Stoma!« – Das war mein erster Gedanke, als ich mir meinen Bauch angeschaut habe. Mein Bauch war voller Verbände und Pflaster. Ich konnte mich kaum bewegen, aber ich nahm die Schmerzen gar nicht richtig wahr, da ich an einem Schmerztropf hing.

Dann kam meine Ärztin in den Raum, die mich auch operiert hatte. »Frau Wagner, wir haben Endometriose an Ihrem linken Eierstock, im Douglasraum und an der Blase gefunden. Ihre Eileiter sind beide durchgängig. Sie haben sich Ihre Schmerzen nicht eingebildet.« – Das waren die Worte meiner Ärztin. Ich war natürlich noch völlig zugedröhnt von meinen Schmerzmitteln und bin wieder eingeschlafen. Kurze Zeit später war ich dann endlich richtig wach. Moment mal ... wie spät ist es denn überhaupt? Aus den vorgesehenen 45 Minuten für die geplante Bauchspiegelung war eine über dreistündige Endometriose-Sanierung geworden. Ich musste erst mal realisieren, dass ich das nicht nur geträumt hatte. Ich habe Endometriose. Ich habe eine offizielle Diagnose. Die jahrelangen Schmerzen waren real, und ich war nicht verrückt. Endlich hat das Kind einen Namen. Mir fiel ein unglaublich großer und schwerer Stein vom Herzen. Ich hätte nicht glücklicher sein können. Die Tränen liefen wieder. Aber diesmal nicht vor Angst, sondern vor Erleichterung. Ich bin und war nie das Problem, so wie es mir fast jeder einreden wollte. Das wird mir in diesem Moment endlich richtig bewusst. Was es für mich bedeutet, chronisch krank zu sein, ahnte ich in diesem Augenblick noch nicht. Diesen Gedanken schob ich ganz weit von mir weg ... (Wie Du dich – innerlich und ganz praktisch – möglichst gründlich auf deine OP vorbereiten kannst, erkläre ich dir ab S. 58.)

Diagnostik bei der Endometriose

Die Laparoskopie

Die Laparoskopie wird häufig auch »Bauchspiegelung« genannt. Das ist der gängigere und einfachere Begriff. Er wird auch am häufigsten von den Betroffenen selbst verwendet. Auch ich werde hier vorwiegend von einer Bauchspiegelung reden. Diese Methode bildet zum jetzigen Zeitpunkt die einzige Möglichkeit, um eine Endometriose zweifelsfrei festzustellen. Sie dient somit zur Diagnostik, aber auch der möglichen operativen Therapie bei der Endometriose. Es ist eine Operation unter Vollnarkose, die über zwei bis vier Schnitte in die Bauchdecke durchgeführt wird. Zuerst erfolgt die Narkose, und es wird in der Regel ein Katheter gelegt. Ich selbst hatte allerdings keinen Katheter.

Es werden zwei Schnitte in den Unterbauch gemacht, einer rechts und einer links. Außerdem wird ein Schnitt am Bauchnabel gesetzt. Aber keine Angst: Es bleiben nur ganz kleine und fast nicht sichtbare Narben. Meine sind kaum noch zu erkennen. Die Laparoskopie zählt zu den minimalinvasiven Operationstechniken. Das bedeutet, dass so schonend wie nur möglich vorgegangen wird. Der Arzt führt eine spezielle Hülse in den Bauchnabel ein und leitet Kohlendioxid in die Bauchhöhle. Dadurch wird der Bauch mit dem Gas (ca. 2–7 Liter) gefüllt, je nach Körpergröße, und die Bauchdecke angehoben, damit die Organe frei zugänglich werden und der Arzt mehr Platz zum Operieren hat. Nun folgt der nächste Schritt: Das Laparoskop wird eingeführt. Das ist eine stabförmige Optik mit einer Kamera und einer Lichtquelle. Über die Kamera wird dann das Innere deines Bauchraumes auf einen Monitor übertragen. So kann der Operateur genau erkennen, wo sich eventuell Endometriose-Herde, Verwachsungen und/oder Zysten befinden. Man kann damit den gesamten Bauchraum betrachten,

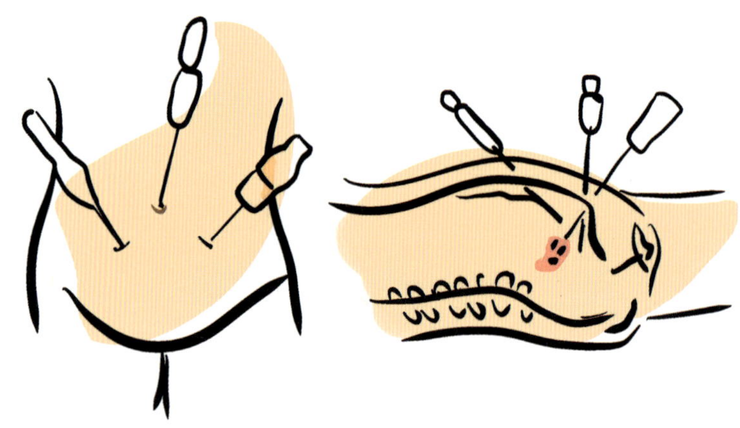

Illustration einer Laparoskopie

bis hoch zur Lunge und Leber. Über die zwei bis drei weiteren Hautschnitte am Unterbauch werden weitere Instrumente eingeführt. Sie sind sehr viel kleiner und dienen dazu, das Endometriose-Gewebe zu fassen und zu entfernen. Es wird Gewebe entnommen (Biopsie) und histologisch in einem Labor untersucht, wo sich dann zweifelsfrei feststellen lässt, ob die betreffende Patientin an Endometriose leidet. Außerdem wird mithilfe der Biopsie festgestellt, ob es sich hierbei um eine andere Erkrankung oder gar um einen bösartigen Tumor (selten) handelt. Manchmal wird auch ein sogenannter Drainageschlauch gelegt, damit die Wundflüssigkeit nach der OP noch besser ablaufen kann.

Eine Bauchspiegelung zur Diagnostik dauert ungefähr 30 Minuten. Eine Bauchspiegelung, die der operativen Behandlung dient, kann bis zu zwei Stunden dauern. In schweren Fällen selbstverständlich auch noch länger.

Weitere Diagnoseverfahren

Es kann sinnvoll sein, die Nieren per Ultraschall ärztlich kontrollieren zu lassen. Auch eine Darmspiegelung und/oder eine Blasenspiegelung kann einen schon bestehenden Verdacht erhärten. Fachärzte können bei einer Darmspiegelung auch schon Gewebe entnehmen und dieses in die Histologie schicken. Wenn dein Darm stark von Endometriose betroffen ist, können Endometriose-Herde auch schon bei der Darmspiegelung erkennbar sein. Bildgebende Verfahren wie die Computertomografie (CT) oder eine Magnetresonanztomografie (MRT) kommen eher selten zum Einsatz. Zur erweiterten Diagnostik können diese Verfahren dennoch sinnvoll sein.

Gebärmutterspiegelung (Hysteroskopie)

Dabei handelt es sich um eine endoskopische Untersuchungsmethode zur Betrachtung der Gebärmutterhöhle. Mit einem stabartigen, dünnen optischen Instrument, einem Hysteroskop, kann der Arzt über den Zugang der Scheide in die Gebärmutterhöhle schauen. Häufig wird die Gebärmutterspiegelung während einer Bauchspiegelung gemacht, um festzustellen, ob sich in der Gebärmutter auffälliges Gewebe, Myome oder Verwachsungen befinden. Mit der Hysteroskopie lässt sich in einzelnen Fällen auch eine Adenomyose erkennen.

Darmspiegelung (Koloskopie)

Darunter versteht man eine Untersuchung des Dickdarms. Der jeweilige Facharzt untersucht mit einem speziellen Instrument (Koloskop) das Darminnere. Zu einer Darmspiegelung wird Endometriose-Betroffenen geraten, wenn der Verdacht auf eine Darmendometriose besteht (siehe S. 22). Mithilfe einer Darmspiegelung kann jedoch lediglich Endometriose *im* Darm festgestellt werden. Wenn bei der Darmspiegelung keine

Darmendometriose gefunden wurde, kann dadurch nicht automatisch eine Darmbeteiligung ausgeschlossen werden.

Tipp

Wenn du Probleme beim Stuhlgang hast, kann es hilfreich sein, wenn du dir beim Toilettengang einen Hocker vor die Toilette stellst und darauf deine Füße abstellst. Die bei uns »übliche« 90-Grad-Sitzhaltung klemmt den Muskel und somit den Darm ab. Das erschwert den Stuhlgang erheblich. Durch den Hocker nimmst du eine 35-Grad-Sitzhaltung ein, und so öffnet sich dein Darmmuskel. Dies kann dir den Toilettengang erheblich erleichtern.

Blasenspiegelung (Zystoskopie)

Eine Blasenspiegelung wird oft durchgeführt, wenn sich der Verdacht erhärtet, dass Endometriose *in* die Blase gewachsen ist. Bei einer Bauchspiegelung ist dies nämlich nicht sichtbar – damit erkennt man nur eine Endometriose *an* der Blase. Sie wird außerdem vorgenommen, wenn du Beschwerden und Schmerzen im Bereich deiner Blase hast oder die Harnleiter und Harnblase von Endometriose befallen sind. Zudem lassen sich dadurch weitere Erkrankungen und andere Gründe für deine Schmerzen ausschließen. Die Untersuchung erfolgt mit einem Zystoskop, mit dem der Urologe in die Blase schauen kann. Sie läuft in den meisten Fällen ambulant ab, und es reicht dafür oftmals ein örtliches Betäubungsgel aus. Wenn er bei der Untersuchung etwas Auffälliges entdeckt, kann der Arzt währenddessen auch gleich Gewebeproben entnehmen. Die Untersuchung dauert ungefähr 5 Minuten, und dann hast du es auch schon geschafft.

Hilfe, meine erste Blasenspiegelung!

Jahrelang habe ich mich vor einer Blasenspiegelung gedrückt, weil ich totale Angst davor hatte. Ich wusste nicht, was mich erwartete. Mein Fehler war, dass ich mir viele Berichte über negative Erfahrungen dabei durchgelesen habe. In meiner Vorstellung sitze ich also schreiend vor Schmerzen auf dem kalten Stuhl, und auch das Wasserlassen nach der Blasenspiegelung brennt wie Feuer. Zudem würde es angeblich ewig lang dauern. Pustekuchen! Wenn du auch totale Angst vor einer Blasenspiegelung hast, dann kann ich dich hiermit beruhigen: All meine Befürchtungen haben sich nicht bewahrheitet. Ganz im Gegenteil.

Ich stand also vor dem Untersuchungsraum, und die Ärztin bat mich rein. Vorher musste ich mich untenrum schon »frei«machen, wie man so schön sagt, und auf dem Stuhl Platz nehmen. Es war kein normaler Stuhl, sondern der bekannte gynäkologische Untersuchungsstuhl, den du sicherlich auch schon vom Frauenarzt kennst. Meine Urologin sah mir sofort meine ganze Angst und Aufregung an und beruhigte mich. Sie zeigte mir das Untersuchungsinstrument (Zystoskop), und ich bekam noch eine örtliche Betäubung mit einem Gel. Sie bat mich nun, tief einzuatmen, und führte das Zystoskop in meine Harnröhre ein. Dies war kurz unangenehm, aber damit war das Schlimmste auch schon vorbei. Nun untersuchte sie meine Blase und schaute nach, ob sich in meiner Blase auch bereits Endometriose-Herde angesammelt haben. Dies konnte ich alles auf einem kleinen Monitor mitverfolgen, wie beim Frauenarzt. »Frau Wagner, ich kann Sie beruhigen. Ihre Blase sieht so weit gut aus. Ich kann keine Endometriose-Herde entdecken«, sagte meine Urologin zu mir und zog dann auch schon das Zystoskop aus meiner Harnröhre heraus. Daraufhin entgegnete ich erleichtert: »Wie? Das war es schon?«

Die Untersuchung dauerte ungefähr 3–4 Minuten. Es ging unglaublich schnell, und ich habe dabei keine Schmerzen empfunden. Selbstverständlich nichts, was man jetzt unbedingt jede Woche haben müsste – aber eine Blasenspiegelung ist definitiv erträglich und machbar. Versprochen! Auch hier wieder ein Appell an dich: Bitte hör nicht nur auf die ganzen negativen Erlebnisberichte, sondern lass deine eigenen persönlichen Erfahrungen zu. Wir alle haben nämlich unterschiedliche Wahrnehmungen, und jeder von uns macht seine individuellen Erfahrungen.

Ich war nun einfach erleichtert, dass die Endometriose es noch nicht geschafft hatte, sich auch durch meine Blase zu »beißen«. Das wäre mein persönliches Worst-Case-Szenario gewesen. Dennoch erklärte dies meine Beschwerden noch nicht. Ungefähr zweieinhalb Jahre nach meiner Bauchspiegelung hatte ich lange Zeit mit weiteren Symptomen zu kämpfen. Meine Blase spielte total verrückt. Ich hatte ständig das Bedürfnis, Wasser zu lassen, litt unter starken Blasenkrämpfen, und ich verlor tröpfchenweise Urin nach dem Wasserlassen. Egal, was ich auch ausprobiert habe, es wurde und wurde einfach nicht besser. Es wurde jedes Mal getestet, ob ich nicht einen Infekt habe oder an einer Blasenentzündung leide. Aber Fehlanzeige (leider!). Ich habe auch heute noch große Angst, mit 26 Jahren bereits an einer Inkontinenz zu leiden. Auch wenn ich heute weiß, dass dies nicht schlimm ist und dass es auch viele junge Menschen gibt, die darunter leiden. Dennoch bleibt bei mir die Angst, dass es irgendwann der Fall sein wird. Jetzt heißt es aber erst mal: Medikamente ausprobieren, in der Hoffnung, dass sie meiner Blase helfen und meine Beschwerden besser werden. Wir werden sehen, was die Zeit bringt.

Endotest (Speicheltest)

An neuen Ansätzen zur Erleichterung und Beschleunigung der Endometriose-Diagnose wurde in den letzten Jahren bereits geforscht, so etwa am Endometriose-Zentrum in Münster, und jetzt haben Wissenschaftler aus Frankreich und der Schweiz in Zusammenarbeit mit einem Privatlabor in Gießen eine neue Diagnosemethode entwickelt: den »Endotest«. Damit soll man auf Basis der sogenannten MicroRNA-Technologie innerhalb von 14 Tagen feststellen können, ob jemand an Endometriose erkrankt ist oder eben nicht. Bei diesem Verfahren werden spezifische RNA-Moleküle (Bestandteile der menschlichen Zellen) als »Marker« eingesetzt. Die miRNAs legen fest, welche Aufgaben ein Gen im Körper erfüllt. Bei Endometriose-Betroffenen sind die RNAs an bestimmten Stellen verändert, und auf genau diese Veränderungen zielt der Endotest ab, das heißt, die RNA-Moleküle aus dem Speichel von möglicherweise Betroffenen werden im Labor auf für Endometriose spezifische Muster untersucht.

Dieser Endotest bedeutet einen Durchbruch bei der nicht-invasiven Diagnostik der Endometriose, zumal sich damit auch ein Hauptproblem bei der Diagnostik lösen lässt: Die Zeitspanne zwischen dem Auftreten der ersten Beschwerden und der endgültigen Diagnose kann stark verkürzt werden. Und eine früher gestellte Diagnose bedeutet für Betroffene: den schnelleren Zugang zu Therapien, die Optimierung der Kinderwunschbehandlung, die Reduktion der Chronifizierung von Endometrioseschmerzen und insgesamt eine beträchtliche Verbesserung der Lebensqualität.

Die Studienlage ist aktuell aber noch sehr begrenzt, die Testergebnisse liegen noch nicht bei 100 Prozent. Der Test kostet zum jetzigen Zeitpunkt rund 799 € und fällt leider unter die Selbstzahlerleistung. Das heißt, der Endotest ist momentan (noch) für viele unbezahlbar, und wir können nur hoffen, dass die Krankenkassen in der Zukunft die Kosten übernehmen werden. Ich fände es großartig, wenn der Endotest in absehbarer Zeit sogar zum Standard der Vorsorge gehörte.

Vorbereitung auf die Bauchspiegelung

Kurz vorweg: Du darfst Ängste haben! Ich habe mit dir schon meine Gefühle und meine Ängste vor meiner ersten Bauchspiegelung geteilt. Es ist völlig normal, dass man vor einer Operation aufgeregt ist. Ablenkung und vor allem Ruhe können dich dahingehend unterstützen, etwas gelassener zu werden. Auch ein Gespräch mit deinem Partner, deiner Partnerin oder auch einem Familienmitglied kann dich unterstützen.

Die Auswahl der richtigen Klinik

Die Auswahl der richtigen Klinik ist entscheidend, wenn es um deine Operation und deine Weiterbehandlung geht. Schließlich möchtest du in guten Händen sein. Das wollen wir alle. Aus meinen Erfahrungen heraus empfehle ich dir, direkt ein zertifiziertes Endometriose-Zentrum aufzusuchen. Ja, richtig gehört: Es gibt Krankenhäuser, Praxen und Zentren, die speziell auf Endometriose spezialisiert sind. Aber was bedeutet überhaupt »zertifiziert«? Ganz einfach: Diese Einrichtungen werden regelmäßig von der EuroEndoCert (EEC) überprüft, und sie erhalten somit ein spezielles Zertifikat. Die EEC führt diese Zertifizierungen im Auftrag der Stiftung Endometrioseforschung (SEF) und der Europäischen Liga (EEL) durch. Die zertifizierten Endometriose-Zentren verfügen über die unterschiedlichsten Erfahrungen im Bereich der Endometriose. Wir als Patienten erhalten dadurch eine Behandlung nach der Leitlinie der Deutschen Gesellschaft für Gynäkologie und Geburtshilfe (DGGG). Für die Zertifizierung müssen die Krankenhäuser, Praxen und Zentren bestimmte strukturelle und personelle Voraussetzungen erfüllen.[8] Auf der Website der Endometriose-Vereinigung findest du alle zertifizierten Einrichtungen nach PLZ-Bereichen sortiert (siehe Liste nützlicher Websites und Links über den QR-Code im Anhang auf S. 218). Es wird sicherlich auch in deiner Nähe eine zertifizierte Endometriose-Einrichtung geben. Aber hör auch zusätzlich auf dein Bauchgefühl. Wichtig ist, dass du dich dort wohlfühlst und gut aufgehoben fühlst – jeder Mensch legt Wert auf etwas anderes. Deshalb gehen auch hier die Meinungen und Erfahrungen weit auseinander.

Tipp

Wenn du nicht weißt, wie du am besten einem Arzt beschreiben sollst, wie du dich fühlst und wie sich deine Schmerzen äußern: Vor Kurzem wurde die Arbeitsgemeinschaft für Endometriose (AGEM) gegründet, als Arbeitsgemeinschaft der Deutschen Gesellschaft für Gynäkologie und Geburtshilfe. Diese hat einen Anamnesefragebogen erstellt, der Betroffenen helfen soll, ihre Situation besser einzuschätzen. Den AGEM Basis-Fragebogen kannst du über den QR-Code im Anhang (siehe Seite 218) finden und ausdrucken.

Meditationsübung für eine bevorstehende Operation

Die folgende Meditationsübung soll dir helfen, deine Ängste vor einer bevorstehenden Operation zu besänftigen. Sie soll dich bestärken und dir deine Unsicherheiten nehmen. Sie soll dich dabei unterstützen, wieder ins Vertrauen zu kommen – in erster Linie zu dir selbst, aber auch zu den Ärzten, in deren Hände du dich begeben wirst.

Mir hilft Meditation in stressigen Situationen sehr dabei, mich zu erden und meine Gedanken zu sortieren. Auch ich habe einen persönlichen Kraftort und verbinde den Duft von Lavendel mit absoluter Entspannung und Sicherheit. Mach dir eine beruhigende Musik an und probiere es einfach mal aus – folge dafür einfach dem QR-Code.

Ich packe meine Kliniktasche und nehme mit …

Unterlagen für deinen Klinikaufenthalt

- Einweisung von deinem Arzt
- Krankenkassenkarte (gesetzlich versichert)
- Unterlagen von deinem Arzt (Befunde, ärztliche Stellungnahmen)
- Impfpass, Allergiepass und Personalausweis
- Deine aktuelle Medikamentenliste
- Adressen und Telefonnummern von deinen Angehörigen

Kleidung

- Bequeme Kleidung (am besten Hosen, die sehr leger sitzen und keinen störenden Bund haben)
- Nachthemden und Schlafanzüge
- Lockere Unterwäsche, ebenfalls ohne Bund
- Socken und Kuschelsocken für kalte Füße
- Bademantel
- Hausschuhe und Badelatschen

Wasch- und Hygieneartikel

- Handtücher
- Feuchtes Toilettenpapier, da das Toilettenpapier in Kliniken oft rau ist. Das kann auf Dauer unangenehm sein.
- Zahnbürste, Zahnpasta, Seife und Duschgel
- Haarshampoo, oder noch besser: Trockenshampoo; Haarbürste und Zopfgummis
- Deo

- Gesichtspflege, wenn du darauf angewiesen bist
- Bio-Binden und Hygieneartikel deiner Wahl, Periodenslips

Sonstiges

- Bücher und Zeitschriften
- Laptop, Handy, Tablet (mit zuvor downgeloadeten Serien oder Filmen) und die dazugehörigen Ladekabel
- Kopfhörer
- Ohrstöpsel
- Kontaktlinsen und Kontaktlinsen-Flüssigkeit
- Brille
- Deinen Geldbeutel mit ein wenig Kleingeld (für WLAN, Kantine etc.)
- Familienfoto und/oder dein Kuscheltier, deinen Glücksbringer
- Kleine Snacks, wenn das Krankenhausessen mal wieder nicht schmeckt
- Halsbonbons
- Ätherische Öle zur Entspannung

Tipp

Schmuck und Piercings müssen vor der Bauchspiegelung abgelegt werden. Lass am besten deinen Schmuck und deine Piercings direkt zu Hause. Deine Nägel dürfen für die Bauchspiegelung auch keinen Nagellack draufhaben. Entferne diesen schon, bevor du ins Krankenhaus fährst.

Bauchspiegelung überstanden - und nun?

Ich kann mich noch ganz genau an das Gefühl nach meiner Bauchspiegelung erinnern: die unangenehmen Schulterschmerzen. Eventuell hast du damit auch schon Bekanntschaft gemacht. Aber ich kann dich beruhigen: Das ist normal, diese Schmerzen brauchen dich wirklich nicht zu beunruhigen. Das Gas, das bei der Bauchspiegelung deinen Bauch aufpustet, ruft diese Art von Schmerzen hervor. Außerdem kann auch die Reizung des Zwerchfells Schmerzen im Rücken und/oder Schulterbereich verursachen. Das kann leider wirklich unangenehm sein – aber diese Schmerzen verschwinden von ganz allein. Auch dein Bauch kann noch ein paar Tage nach der Operation aufgebläht und geschwollen sein. Auch dies legt sich in der Regel ein paar Tage nach der Operation. Ein anderer Grund für Schmerzen nach der Operation können die Wunden selbst sein. Auch die Schmerzen oder Beschwerden können von Operation zu Operation variieren. Alles braucht seine Zeit. Gib deinem Körper die Zeit, die er zum Heilen braucht.

Wie man sich nach einer Bauchspiegelung – oder besser gesagt, nach einer Operation – fühlt, ist von Betroffener zu Betroffener unterschiedlich. Aus diesem Grund habe ich dir einige Tipps zusammengetragen, die dich in der Zeit nach deiner Bauchspiegelung unterstützen können.

Damit kannst du dir nach deiner Bauchspiegelung helfen

- Verzichte die erste Zeit auf blähende und fettige Speisen, damit dein Bauch nicht noch mehr aufgebläht wird. Eine entzündungshemmende Ernährung kann deinen Körper unterstützen.
- Trinke Anis-Fenchel-Kümmel-Tee.
- Kautabletten aus der Apotheke mit dem Wirkstoff Simeticon
- Trink viel, um deinen Körper mit ausreichend Flüssigkeit zu versorgen.

- Bewege dich ein wenig. Kleine Schritte zur Toilette bringen deinen Kreislauf in Schwung, und das Gas entweicht noch schneller.

No-Gos nach einer Bauchspiegelung

Vielen ist es leider gar nicht bewusst, dass eine Bauchspiegelung auch gewisse Risiken mit sich bringt. Es gibt ein paar Dinge, die du nach einer Bauchspiegelung unbedingt beachten oder sogar vermeiden solltest:

- **Wärme:** Bitte nach der Bauchspiegelung keine Wärme auf deinen Bauch legen. Hier kann es zu Nachblutungen an den Wunden kommen. Sowohl innerlich als auch äußerlich. Bitte verzichte so lange wie möglich darauf. Mindestens jedoch 6–8 Wochen. Ich habe ehrlicherweise ein halbes Jahr darauf verzichtet, und das war für mich genau richtig.
- **Baden:** Bitte verzichte auf ein Bad kurz nach deiner Bauchspiegelung. Hier besteht aufgrund deiner äußerlichen Wunden und Narben eine erhöhte Infektionsgefahr. Duschen ist nach 1–2 Tagen kein Problem.
- **Sport:** Auch hierauf wirst du die erste Zeit wohl oder übel verzichten müssen. Dein Körper braucht erst mal Ruhe, um sich von der Operation zu erholen. Verzichte auch hierauf so lange wie möglich. Auch hier gilt: mindestens 6–8 Wochen. Danach darfst du, wenn du dich dazu bereit fühlst, langsam wieder in deinen Sport einsteigen.
- **Schweres Heben:** Bitte achte unbedingt darauf, kurz nach der Operation nichts Schweres zu heben. Das ist wichtig, damit die OP-Nähte nicht wieder aufreißen und du deinen Körper nicht überlastest.
- **Geschlechtsverkehr:** Damit sollte direkt nach der Operation auch erst mal pausiert werden. Wenn du dich im Kinderwunsch befindest, halte Rücksprache mit deinem Arzt oder deinem Kinderwunschzentrum. Es ist eine individuelle Entscheidung, wie lang die eingelegte Pause am besten sein sollte.
- **Sauna- und Schwimmbadbesuche:** Verzichte darauf. Frag deinen Arzt nach der Zeitspanne.

Wie lange falle ich nach einer Bauchspiegelung in der Arbeit aus?

Häufig werde ich gefragt, wie lange man nach einer Bauchspiegelung krankgeschrieben ist. Dies kann man dir vor einer Operation nie genau beantworten. Hierfür sind verschiedene Faktoren verantwortlich:

- Hattest du eine Bauchspiegelung zur Diagnostik oder eine anschließende Endometriose-Sanierung?
- Wie hoch ist dein eigenes Schmerzempfinden und wie rasch geht deine Wundheilung voran?
- Die wievielte Operation war es für dich?
- Wurde ein Bauchschnitt gemacht? Wie lange wurde operiert?
- Wie viele Endometriose-Herde wurden am Ende gefunden?

Du merkst hieran schnell, dass man diese Frage nicht so einfach beantworten kann. Dein Arzt kann dir nach der Operation aber mehr dazu sagen. Halte am besten direkt nach deiner Operation mit ihm Rücksprache. Ich war nach meiner ersten Operation ungefähr zwei Monate krankgeschrieben und vier Wochen bei einer Rehabilitation (darauf gehe ich später noch genauer ein, siehe S. 188). Dies alles soll dich aber nicht abschrecken. Doch wie du vielleicht schon bemerkt hast, möchte ich dir hier einfach auf einer ehrlichen und realistischen Ebene begegnen. Es gibt Betroffene, die brauchen länger für ihre Heilung, und es gibt Betroffene, die sind schnell wieder fit. Auch dies ist, wie alles andere auch, sehr individuell. Ich möchte dir aber dringend ans Herz legen, dich und dein Wohlergehen als oberste Priorität anzusehen. Lass sich nicht von deinem Arbeitgeber unter Druck setzen. Eine solche Operation ist nicht zu unterschätzen, und wenn wir ehrlich sind: Es dankt dir sowieso niemand, wenn du dich zu früh wieder zur Arbeit quälst, nur weil dein schlechtes Gewissen mal wieder überwiegt.

Die richtige Narbenpflege

Von der Bauchspiegelung werden leider Narben zurückbleiben. Da laparoskopisch, also minimalinvasiv operiert wird, werden diese in der Regel aber sehr klein sein. Doch auch diese kleinen wie vor allem größere Narben sollten ordentlich gepflegt werden. Man kann dadurch zu seinem eigenen Heilungsprozess beitragen und die Narbenheilung positiv unterstützen. Außerdem hat die Narbenpflege einen weiteren entscheidenden Vorteil: Du setzt dich bewusst damit auseinander, dass die Narben jetzt zu dir gehören. Die Pflege deiner Narben kann dir neben dem physischen Heilungsprozess auch auf der psychischen Ebene guttun. Bei mir hat sie sehr dazu beigetragen, eine gewisse Akzeptanz zu entwickeln.

Ich habe insgesamt sechs Narben als Erinnerung an meine zwei Bauchspiegelungen. Aber sie stören mich überhaupt nicht, und deine sollten dich auch nicht stören. Narben gehören zu uns – sie erzählen unsere Geschichte und zeigen auf, was unser Körper schon geleistet hat. Aber natürlich möchten wir unsere Geschichte vielleicht auch nicht mit jedem teilen.

Du kannst mit der Pflege deiner Narben beginnen, sobald die Wunden richtig geschlossen sind. Außerdem dürfen keine Fäden mehr vorhanden sein, sie müssen sich entweder bereits selbst aufgelöst haben oder von deinem behandelnden Arzt gezogen worden sein. Die meisten Krankenhäuser verwenden mittlerweile aber selbstauflösende Fäden. In diesem Stadium des Heilungsprozesses arbeitet unser Körper bereits auf Hochtouren, um unsere Wunden von innen zu versorgen und die Hautschnitte abheilen zu lassen.

Wichtig zu wissen: Jeder Mensch hat eine individuelle Wundheilung und somit auch eine andere Narbenbildung. Gib auch hier deinem Körper und der Wundheilung Zeit!

Tipp

Meine Empfehlungen zur Narbenpflege

(Bitte erst anwenden, wenn deine Wunden abgeheilt sind!)

- **Ringelblumensalbe:** Damit kannst du ganz einfach deine Narben nach Bedarf eincremen. Solche Salben gibt es preiswert in jeder Drogerie.
- **Hautpflege-Öl:** Auch damit kannst du deine Narben bei Bedarf eincremen.
- **Gitterpflaster:** Mit einer Pinzette die Gitterpflaster an deine Narbe halten. Das Gitterpflaster zieht sich automatisch an deine Narbe heran.
- **Narbengel** (ich empfehle das von der Firma Wala): Damit kannst du deine Narben eincremen oder es als Salbenverband anlegen.
- **Tiefe Bauchatmung:** Atme tief in deinen Unterbauch, um die Narbe(n) zu dehnen (Wundheilungsreiz).
- **Narbenmassagen:** Fahre mit den Fingern an jeder deiner Narben entlang. Von oben nach unten auf die Narbe zu im Reißverschlussprinzip.
- **Keine direkte Sonneneinstrahlung**, denn diese kann deine Narben dunkel verfärben.

Die Endometriose-Sanierung - nach der Operation ist doch endlich Schluss, oder?

»Aber du wurdest doch operiert, dann muss es dir doch jetzt besser gehen.« Ich weiß gar nicht, wie oft ich diese Äußerung schon zu hören bekam. Ich muss diesem Irrglauben etwas entgegensetzen: Eine Operation bedeutet leider nicht automatisch, dass man danach geheilt ist. Das ist Fakt, und ich wünschte ebenfalls, dass ich dir etwas anderes mitteilen könnte. Aber eine Operation kann vielen Betroffenen mindestens helfen und sogar bewirken, dass man beschwerdefrei wird. Aber ich muss hier ganz deutlich sagen, dass das eben nicht bei allen Betroffenen der Fall ist. Wie du sicher schon geahnt hast, ist auch dies sehr individuell.

Ich möchte dir dennoch Mut machen. Meine erste Endometriose-Sanierung im Februar 2020 hat mir bewiesen, dass eine Operation sehr wohl helfen kann. Meine schlimmsten und schwerwiegendsten Symptome, wie regelmäßige Ohnmachtsanfälle oder das Mich-Übergeben vor Schmerzen, haben ab da aufgehört. Diese Symptome sind bis heute nie wieder aufgetaucht, und ich bin unglaublich dankbar dafür. Leider ist es so, dass im Internet viele Horrorgeschichten von anderen Betroffenen kursieren. Na klar: Jemand, dem es gut geht, berichtet doch viel weniger oder gar nicht über seine Erkrankung. Menschen wollen viel lieber ihren Frust nach draußen in die Welt tragen, als auch mal etwas Positives beizusteuern. Menschen meckern einfach zu gerne. Dabei wäre es so viel schöner (und hilfreicher), wenn Betroffene auch mehr von ihren positiven Erfahrungen im Umgang mit der Endometriose berichten würden. Ich freue mich, zu sehen, dass dies auch immer mehr geschieht – wenn auch in kleinen Schritten. Die Welt braucht mehr Mutmacher, in allen Lebenslagen!

Meine zweite Bauchspiegelung erfolgte im November 2022. Auch diese Bauchspiegelung war medizinisch notwendig und ich bin froh, dass ich mich zu diesem Schritt entschieden habe. Ich habe mir zuvor die Meinungen dreier unterschiedlicher Spezialisten eingeholt und alle haben mir zu einer erneuten Operation geraten. Kein Wunder, denn es kam dabei heraus, dass mein ganzer Darm mit meinem linken Eierstock verwachsen war. Meine Blase war ebenfalls wieder von Endometriose befallen. Die zweite Operation habe ich körperlich sogar noch ein wenig besser weggesteckt als meine erste Bauchspiegelung. Ich hoffe trotzdem, dass das nun für eine lange Zeit meine letzte Bauchspiegelung war.

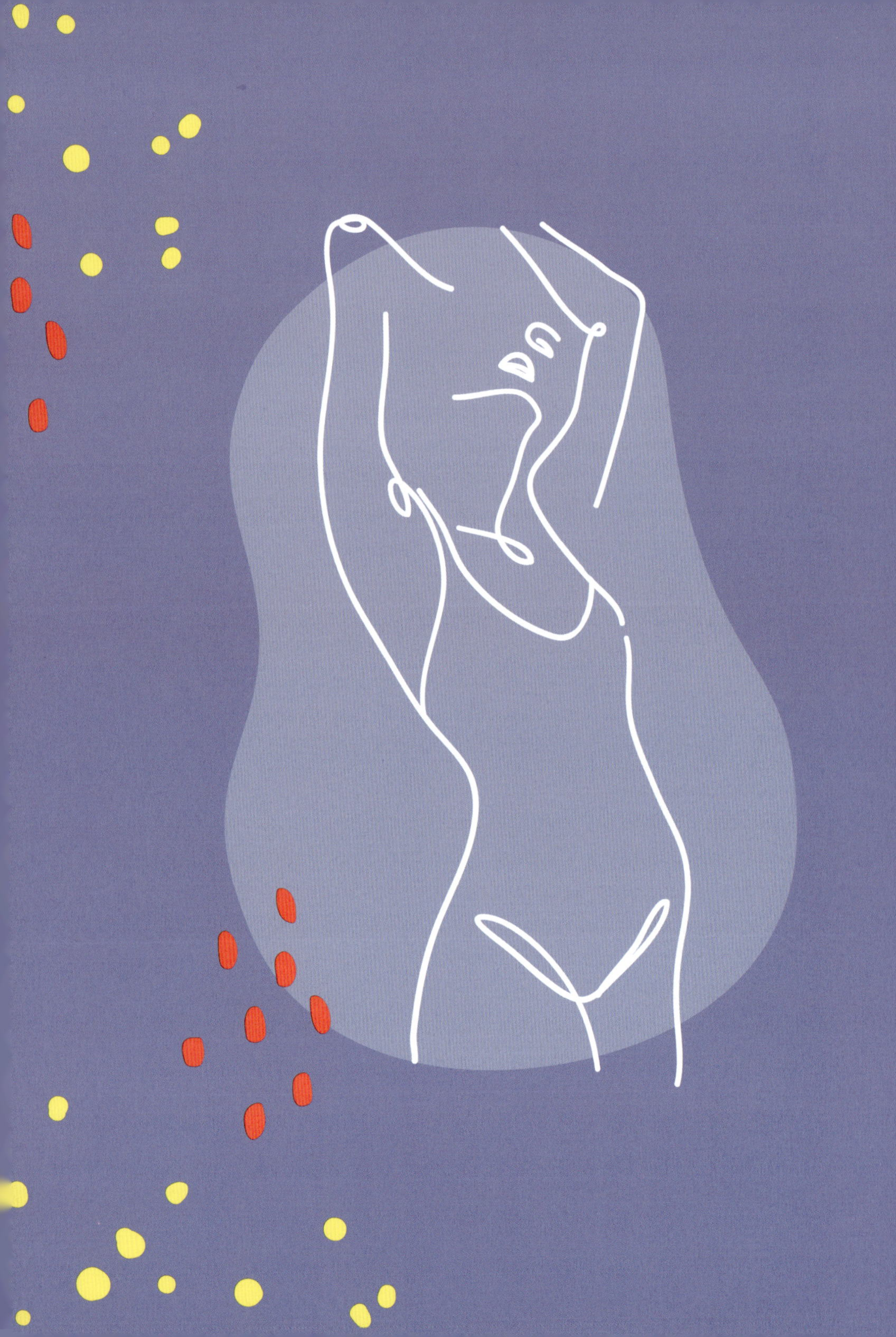

KAPITEL 3

Therapie-möglichkeiten

Dein eigener Weg zur Besserung

In diesem Kapitel möchte ich näher auf die verschiedensten Therapiemöglichkeiten eingehen. Ich kenne das Thema aus langjähriger eigener Erfahrung, weiß, dass man oft mit einem Rezept für die Pille vertröstet oder die Operation einem als einzige Therapiemöglichkeit dargestellt wird. Über all die Jahre habe ich sehr viel ausprobiert, um meine Endometriose und meine Beschwerden positiv zu beeinflussen. Eines kann ich dir schon mal sagen: Eine Wunderpille gibt es leider nicht! Hier ist es wichtig, dass du deinen eigenen persönlichen Weg findest, um dich mit deiner Endometriose positiv zu unterstützen und vor allem mit der Erkrankung längerfristig gut zurechtzukommen. Dabei möchte ich dir gerne helfen und dir eine paar Anreize geben. Den Weg musst du aber allein beschreiten, und das schaffst du auch. Da hilft nämlich nur eines: ausprobieren, ausprobieren und – wer hätte es gedacht? – ausprobieren. Das kann ein langer Prozess sein, aber es wird sich lohnen.

Auch bei mir ging nicht alles von heute auf morgen. Ich weiß nur zu gut, wie es ist, sich vor Schmerzen in der Ecke zu krümmen. Alles scheint so aussichtslos, und es ist unglaublich kräftezehrend. Wie viele Nächte lag ich vor Schmerzen wach und dachte mir: »Kann man nicht einfach meine Gebärmutter austauschen?« Ich wollte nicht mehr damit leben. Ich wollte nicht mehr mit diesen unerträglichen Schmerzen leben. Es war für mich ein ewiger Kreislauf. Ich fühlte mich gefangen – in meinem chronisch kranken Körper. Ich wollte nur eines: weniger Schmerzen haben. Aber wie stellte ich das am besten an? Ich wusste damals gar nicht, wo und wie ich anfangen sollte. Also habe ich begonnen, mich schlauzumachen. Ich habe Stunden damit verbracht, Studien und Berichte über unterschiedliche Therapiemöglichkeiten für Endometriose zu lesen. Ich habe schnell erkannt, dass niemand auf mich zukommt und sagt: »Vivian, hier bitte, das kannst du machen, damit es dir besser geht.« Die Realität sah nämlich ganz anders aus: Ich war und bin auf mich allein gestellt. Und das war auch der springende Punkt, weshalb ich schnell diesen Entschluss gefasst habe: Ich werde meinen eigenen, individuellen Weg finden, damit meine Erkrankung und ich zusammenleben können. Denn lieber arbeite ich mit meiner Endometriose zusammen, als dagegen anzukämpfen. Sie ist nun mal ein Teil von mir, ob ich will oder nicht. Also habe ich viel ausprobiert, und ich möchte nun meine Erfahrungen mit dir teilen. Endometriose kann zu chronischen Schmerzen führen. Sie ist eben (leider!) keine Eintagsfliege. Oftmals haben wir viele Jahre lang auch chronische Schmerzen zu ertragen. Aber es ist durchaus möglich, trotz und mit einer chronischen Erkrankung ein positives, erfülltes und ja – auch ein beschwerdefreies – Leben zu führen.

Operative Therapie (Endometriose-Sanierung)

Auf die Bauchspiegelung bin ich zuvor schon genauer eingegangen (siehe S. 17). Sie wird außer zur Diagnose auch zur Therapie eingesetzt. Das Ziel einer solchen Operation ist die vollständige Entfernung der Endometriose-Herde. Laut Studien wachsen Endometriose-Herde und/oder Zysten allerdings in über 50 Prozent der Fälle wieder neu. Daher ist die Rezidivrate bei Endometriose stark erhöht. (»Rezidiv« bezeichnet das Wiederauftreten einer Krankheit.) Der Operateur ist auch in diesem Zusammenhang relevant: Es ist selbstverständlich von Vorteil, wenn du dir einen erfahrenen Operateur suchst (z. B. in einem Endometriose-Zentrum), denn der kann die Rezidivrate möglicherweise verringern, indem er eine *Entfernung* des Endometriose-Gewebes, jedoch *nicht eine Verödung* anstrebt. Im Großen und Ganzen ist eine Operation eine der wichtigsten therapeutischen Maßnahmen.

Eine Hysterektomie (Gebärmutterentfernung) ist keine Therapie für Endometriose. Wie du bereits weißt, befinden sich die Endometriose-Herde per Definition außerhalb der Gebärmutter. Die Entfernung der Gebärmutter hat somit keinen Einfluss auf die noch verbleibenden Läsionen in anderen Körperregionen. Oft kommt es vor, dass Ärzte darüber falsch informiert sind und somit fälschlicherweise zu einer Gebärmutterentfernung als Behandlung für Endometriose raten.

Die Hormontherapie - Hormone, ja oder nein?

Endometriose-Betroffenen wird häufig die Einnahme von Hormonen empfohlen. Die Hormone sprechen gezielt diejenigen Endometriose-Herde an, die hormonell abhängig sind. Es gibt aber auch Endometriose-Herde, die hormonell unabhängig sind und deshalb auf eine Hormontherapie nicht ansprechen. Aber dies merkt man letztendlich nur, wenn man selbst eine Hormontherapie über einen längeren Zeitraum ausprobiert. Vorab möchte ich gerne direkt mit einem Mythos aufräumen: »Die Pille sorgt dafür, dass keine neuen Endometriose-Herde wachsen.« – Ja, schön wär's! Wenn das so einfach wäre, bräuchten wir doch alle einfach nur die Pille zu nehmen und hätten unsere Ruhe. Keine Operationen mehr – und keine Schmerzen mehr. Hach, was wäre das für ein großartiges und sorgenfreies Leben ...

Inzwischen existiert sogar eine amerikanische Studie[30], derzufolge die Einnahme der Pille das Risiko einer Endometriose erhöhen kann. Das alles soll jedoch nicht heißen, dass ich die Pille ablehne. Ganz im Gegenteil. In meinen Augen ist die Pille oder allgemein eine Hormontherapie durchaus sinnvoll. Zumindest finde ich, dass man diesbezüglich unbedingt seine eigenen Erfahrungen machen sollte. Denn eines ist Fakt: Die Pille kann auch dich natürlich unterstützen. Sie wird nämlich primär zur Schmerztherapie eingesetzt und kann dir sehr gut gegen deine Beschwerden helfen. Aber auch das ist wie immer sehr individuell. Jede Betroffene verträgt eine Hormontherapie anders. Du fragst dich jetzt bestimmt, welche Hormone die richtigen für dich sind. Diese Suche, diesen Entscheidungsweg, kann dir ehrlicherweise niemand abnehmen. Auch Ärzte wissen vorab nicht genau, welches Präparat für dich das richtige ist. Hier hilft nur eines: bewusst und in Absprache mit dem behandelnden Arzt ausprobieren.

Kombipillen

Wenn wir von »der Pille« sprechen, reden wir meistens von einer sogenannten Kombipille. Eine Kombipille besteht aus zwei Hormonen: Östrogen und Gestagen. Sie kann – insbesondere bei der Einnahme im Langzeitzyklus – eine mildernde Wirkung auf Endometriose-Symptome haben. Außerdem kann eine Kombipille in Absprache mit deinem Arzt als »Off-Label-Use« genutzt werden. »Off-Label-Use« bedeutet sinngemäß »nicht bestimmungsgemäßer Gebrauch«. Damit ist gemeint, dass man ein Arzneimittel (in unserem Fall eine Kombipille) gegen eine Erkrankung einsetzt, wofür sie von den Zulassungsbehörden noch keine Genehmigung bekommen hat. Grundsätzlich kann jedes Medikament auch für andere therapeutische Zwecke als die vorgesehenen eingesetzt werden. Der behandelnde Arzt trägt hierbei allerdings eine besondere Sorgfalts- und Aufklärungspflicht gegenüber den Betroffenen.[9] Die Kombipille ist in Deutschland noch immer nicht offiziell zur Therapie bei Endometriose anerkannt bzw. zugelassen.

In der Regel müssen die Betroffenen die Kosten für die Kombipille daher leider selbst tragen, da diese Art der Pille immer noch ausschließlich als Verhütungsmittel deklariert ist. Obwohl sie für uns Endometriose-Betroffene tatsächlich ein Medikament ist. Nur in seltenen Fällen übernehmen Krankenkassen die Kosten dafür direkt.

Gestagene

Im Gegensatz zur (Kombi-)Pille gibt es ein Gestagen (=Progesteron, Gelbkörperhormon), das tatsächlich offiziell als Therapie bei Endometriose eingesetzt wird. Die Rede ist hier von dem Gestagen »Dienogest«. Vielleicht hast du davon schon einmal gehört. Dieser Wirkstoff ist bei Endometriose die am häufigste angewandte Hormontherapie. Die Einnahme erfolgt ähnlich wie bei der Antibabypille. In der Regel nimmst du das Präparat im Langzeitzyklus. Das bedeutet, du nimmst das Präparat durch und machst keine Pause. Das Ziel ist also, deine Regelblutung zu unterdrücken und dadurch deine Beschwerden und Schmerzen zu reduzieren. Die wohl bekanntesten Präparate mit diesem Wirkstoff sind »Visanne« und »Endovelle«.

Wichtig: Der Wirkstoff »Dienogest« eignet sich *offiziell nicht zur Verhütung*, sondern ist lediglich zur Behandlung von Endometriose zugelassen.[10] Dennoch verhütet eine Pille mit dem Wirkstoff »Dienogest« wie jede andere Pille auch – vorausgesetzt, sie wird richtig angewendet!

Damit die Kosten von den Krankenkassen übernommen werden (können), muss die Dienogest-Pille ausdrücklich für den Einsatz als Medikament deklariert sein und nicht als Verhütungsmittel. Sonst würden sich vermutlich einige Krankenkassen querstellen. Dein Frauenarzt muss also attestieren, dass es für dich ein Medikament ist und kein Verhütungsmittel, um sich rechtlich abzusichern.

Tipp

Du kannst aber auf jeden Fall versuchen, einen Antrag auf Kostenübernahme bei deiner Krankenkasse zu stellen. Teile deiner Krankenkasse explizit mit, dass du die Kombipille (dein individuelles Präparat) nicht als Verhütungsmittel, sondern als Therapie für deine Endometriose nutzen möchtest. Hilfreich ist es, wenn dein Arzt dir dies zusätzlich kurz schriftlich bestätigt. Füge deinem Antrag auch noch die schriftliche Diagnose über deine Endometriose und/oder Adenomyose bei. So wurden mir damals als Einzelfallentscheidung meiner Krankenkasse die Kosten für die Pille »Maxim« ohne Probleme bewilligt. Es ist also definitiv einen Versuch wert!

»Visanne«

Meine persönlichen Erfahrungen mit dem Präparat

Direkt nach meiner Operation habe ich das Präparat »Maxim« ausprobiert, das ich leider nicht vertragen habe. Deshalb habe ich es in Absprache mit meinem Arzt abgesetzt und bin auf das Präparat »Visanne« umgestiegen. Es war damals meine bewusste Entscheidung, die Visanne zu nehmen. Ich hatte gerade einen neuen Job angefangen und wollte meine Schmerzen irgendwie in den Griff bekommen. Vor der Einnahme habe ich natürlich viel im Internet darüber nachgelesen – und das war ein großer Fehler: Es kursieren nämlich Hunderte negative Erfahrungsberichte im Internet über die Visanne. Also saß ich nun mit der Visanne zu Hause und traute mich nicht, das Präparat einzunehmen. Ich hatte Angst, dass irgendwas von all den Horrorgeschichten auch mir passieren würde. Ich brauchte also noch ein paar Nächte zum Überlegen und habe dann schließlich mit der Einnahme begonnen.

Die ersten Wochen der Einnahme sind schnell vergangen. Dann setzten allmählich durchgehende Blutungen ein. Es waren oftmals Schmierblutungen, die über Wochen anhielten. Ich suchte also meinen Frauenarzt auf, er klärte mich auf und konnte mich, wie so oft, beruhigen: Wenn man ein solches Präparat einnimmt, und das auch noch im Langzeitzyklus, dann sind Schmierblutungen die häufigsten Nebenwirkungen. Schmerztechnisch ging es mir aber trotz der Blutungen sehr viel besser. Ich bin nicht mehr vor Schmerzen in Ohnmacht gefallen, und ich musste mich auch nicht mehr vor Schmerzen übergeben. Auch meine Unterleibsschmerzen sind deutlich geringer geworden. All das habe ich der Visanne zu verdanken. Nach einem Jahr wurden dann die ständigen Schmierblutungen auch immer weniger. Das Warten und die Geduld haben sich für mich also definitiv gelohnt.

Doch nach ungefähr eineinhalb Jahren der täglichen Visanne-Einnahme ging es mir psychisch immer schlechter. Meine Schmerzen sind zwar weniger geworden, meine Depressionen wurden aber umso heftiger. Zu heftig für mich. Ich fing an, mein ganzes Leben anzuzweifeln: meine Partnerschaft, meinen Beruf, mein ganzes Umfeld und mich selbst. Einfach alles. Ich habe Tage und Nächte nur damit verbracht, auf der Couch zu liegen und zu weinen. Ich fühlte mich unglaublich leer, und es fiel mir schwer, morgens überhaupt aus dem Bett zu kommen. Ich fühlte mich unglaublich gestresst, überfordert und wurde von den kleinsten Aufgaben regelrecht erdrückt. Von meinen Stimmungsschwankungen möchte ich erst gar nicht anfangen. Es war ein ewiger Kreislauf, aus dem ich nicht mehr herausgekommen bin. Trotz allem musste ich mit meinem Leben weitermachen und konnte nicht einfach so »eine Pause einlegen«. Ich wusste also, dass sich was ändern musste und ich mich selbst nicht aufgeben würde. Nach langem Überlegen und Gesprächen mit meinem Partner und meinen Ärzten bin ich zu dem Entschluss gekommen, die Visanne abzusetzen. Es war schön und gut, dass ich nun weniger Schmerzen hatte. Aber meiner Psyche ging es leider immer schlechter, und das war es mir nicht mehr wert. Ich konnte mich nicht länger für weniger Schmerzen psychisch so aufopfern. Mein Körper hat mir viele Signale gesendet, und darauf habe ich gehört. Nun gehe ich trotz Endometriose den hormonfreien Weg. Und was soll ich sagen? Meine Psyche veränderte sich schon nach einigen Wochen ins Positive. Ich könnte mit der Entscheidung nicht glücklicher sein.

Das sind natürlich nur meine persönlichen Erfahrungen mit der Visanne. Diese müssen selbstverständlich nicht auf dich zutreffen. Was ich dir damit verdeutlichen möchte: Schmerztechnisch hat sie mir sehr gut geholfen!

GnRH-Analoga

Damit bezeichnet man Wirkstoffe, die dem Hormon GnRH – Gonadotropin-Releasing-Hormon, es sorgt für die Freisetzung der Fruchtbarkeitshormone, welche in den Eierstöcken die Produktion von Östrogen und Progesteron stimulieren – mehr oder weniger entsprechen. Die Einnahme eines unwirksamen GnRHs – in dem Fall GnRH-Analoga – bewirkt, dass die Produktion des körpereigenen wirksamen GnRHs eingestellt wird. Da nun das Östrogen fehlt, findet auch keine Menstruation mehr statt, weil über den Zyklus keine Schleimhaut mehr aufgebaut wird. Auch bei Endometriose kann diese Therapieform angewandt werden. Aufgrund der starken Nebenwirkungen werden GnRH-Analoga jedoch immer seltener eingesetzt. Die Symptome infolge der Senkung des Östrogenspiegels gleichen denen der Wechseljahre: Hitzewallungen, Kopfschmerzen, Übelkeit, Stimmungsschwankungen und Knochenstoffwechselstörungen (z. B. Osteoporose) sind oft beschriebene Nebenwirkungen bei dieser Therapie. Deshalb braucht es auch immer zusätzlich geringe Dosen von Östrogen, um die Nebenwirkungen zu vermindern, die sogenannte Add-back-Behandlung. Daher wird die Therapiedauer in der Regel auch nicht höher als 6 Monate angesetzt. Wegen der sehr starken Nebenwirkungen und der hohen Rate an wiederkehrenden Endometriose-Beschwerden solltest du diese Therapie kritisch hinterfragen und sie mit deinem Arzt genau durchsprechen. Sie wird außerdem nur für wenige Betroffene empfohlen. Hauptsächlich für Menschen, die nicht auf Gestagene ansprechen oder ein erhöhtes Operationsrisiko aufweisen.(11)

Spirale mit Hormonfreisetzung

Auch das Einsetzen einer Spirale ist eine mögliche Therapie bei Endometriose, sie wird auch häufig bei der Adenomyose angewandt. Die wohl bekanntesten Hormonspiralen sind die »Mirena« und die »Kyleena«. Auch eine Spirale kann sich bei Endometriose-Beschwerden positiv auswirken.

Wenn du mit anderen Hormontherapien schlechte oder nicht-zufriedenstellende Erfahrungen gemacht hast, könnte dies eine Alternative sein. Ob Hormonspirale oder Pille, ist auch eine Frage der Einnahmepräferenzen.

Hormonstäbchen

Ein Hormonstäbchen (beispielsweise »Implanon«) kann ebenfalls zur Therapie bei Endometriose genutzt werden. Es gilt als besonders nebenwirkungsarme und gut verträgliche Option zur Langzeittherapie bei Endometriose-Betroffenen. Es handelt sich hierbei um ein Hormonimplantat in

»Mirena«

Dagmar berichtet von ihren persönlichen Erfahrungen mit dieser Hormonspirale

»Ich habe tatsächlich sehr positive Erfahrungen mit ihr gemacht. Ich litt sehr unter meiner Adenomyose, durch die Spirale kann ich wieder leben. Ich habe viel weniger Fehltage auf der Arbeit und brauche nur einen Bruchteil an Schmerzmitteln. Ich habe tausend Prozent mehr Lebensqualität – sei es auf einem Familienfest, einer Weiterbildung oder bei meiner Freizeitgestaltung. Ich muss nicht mehr Sorge und Angst haben, alles um die Periode drumherumzuplanen. Mein Leidensdruck hat deutlich abgenommen. Hormonell hat sich auch etwas verändert. Gerade die Woche vor der Periode ist es etwas schwierig und emotional aufwühlend, aber man lernt, damit umzugehen. Es ist nichts gegen die Tage, an denen man weinend und voll Schmerzen in der Embryostellung im Bett ausgeharrt hat. Also für mich ist die Hormonspirale Mirena eine absolute Bereicherung.«

Streichholzgröße, das unter die Haut des Oberarms eingesetzt wird, wo es das Hormon Gestagen abgibt. Was Gestagen genau bedeutet, hast du ja schon gelernt. Mit einem solchen Stäbchen soll die gleiche Wirkung wie mit einer Gestagen-Pille erzielt werden.

Medikamentöse Schmerztherapie - was genau ist das und wann ist sie sinnvoll?

Mit der Gabe von Schmerzmedikamenten wird der durch die Endometriose verursachte Schmerz behandelt. Diese Medikamente haben jedoch keinen Einfluss auf den Verlauf der eigentlichen Erkrankung. Daher spricht man von einer »symptomatischen Therapie«. Zum Überbrücken einer Notsituation ist die Einnahme von Schmerzmitteln sicherlich hilfreich. Häufig werden bei der Endometriose folgende Schmerzmittel angewendet: Ibuprofen, Naproxen oder Tramadol (verschreibungspflichtig). Aber eine Dauerlösung ist dies auf keinen Fall! Bei einer Dauereinnahme dieser Medikamente können langfristig Organe geschädigt werden, vorwiegend sind die Nieren und die Leber betroffen. Aber diese Schmerzmedikamente können auch Magen-Darm-Erkrankungen und Herzerkrankungen begünstigen. Sollte trotzdem eine Langzeittherapie mit solchen Medikamenten notwendig sein, ist ein sogenannter Magenschutz (Protonenpumpenhemmer) sehr wichtig. Der Wirkstoff Pantoprazol gehört beispielsweise zu dieser Gruppe. Da Endometriose leider starke (und chronische) Schmerzen hervorrufen kann, ist es umso wichtiger, hier nicht wahllos etliche verschiedene Medikamente einzunehmen, in der Hoffnung, dass irgendwas den Schmerz stillt. Hier ist es umso wichtiger, dass die Betroffenen medikamentös richtig eingestellt werden. Und das muss immer unter ärztlicher Aufsicht und vor allem unter Betrachtung der jeweiligen individuellen Situation geschehen.

Eine Schmerztherapie kannst du ambulant in einem Schmerzzentrum machen. Solche Schmerzzentren gibt es mittlerweile in vielen Kliniken und Zentren. Dein Hausarzt kann dich dorthin überweisen, genauso wie dein Gynäkologe. Sprich einfach offen und ehrlich an, dass du dich für eine Schmerztherapie interessierst und diese Möglichkeit gerne einmal ausprobieren möchtest. Dann kannst du dich selber für ein Schmerzzentrum entscheiden und dir dort eigenständig einen Termin geben lassen. Häufig ist das mit viel Papierkram verbunden. Schließlich wollen die Ärzte bereits vorab wissen, was für Schmerzen du genau hast. Aber es lohnt sich! Die Kosten werden mit der Überweisung von deiner jeweiligen Krankenkasse übernommen. Allerdings möchte ich dir raten, diesbezüglich vorher noch einmal bei deiner Krankenkasse nachzufragen, um dich abzusichern.

Wichtig: Es ist völlig in Ordnung, wenn du auch mal zu Schmerzmedikamenten greifst. Du musst diese Schmerzen nicht immer aushalten und dich ohne Medikamente durch den Alltag mühen. Es gehört viel Verantwortungsgefühl/Eigenverantwortung dazu, sich bewusst für die Einnahme eines Medikaments zu entscheiden. Das sogenannte Pillen-Shaming spielt auch hier eine große Rolle. Man wird immer noch doof angeschaut, wenn man Medikamente einnimmt. Es ist deine persönliche, bewusste Entscheidung und nicht die Entscheidung fremder Leute. Niemand steckt in deinem Körper und erlebt deine Schmerzen. Die Gesellschaft muss endlich aufhören, anderen Menschen in deren Gesundheit reinzureden. Gesunde Menschen können sich niemals in kranke Menschen hineinfühlen. Ein ebenfalls chronisch erkrankter Mensch kann deine Schmerzen vielleicht erahnen, aber auch er steckt nicht in deinem Körper drin. Schmerzen nimmt jeder anders wahr. Folglich kann man das Schmerzempfinden nie pauschalisieren. That's it!

Ich wünschte, mir hätte schon vor Jahren jemand gesagt, dass es eine Schmerztherapie gibt. Das hätte mir sicherlich viele ohnmächtig ertragene

Tipp

Die multimodale Schmerztherapie

Im Rahmen dieser Therapie wirst du von Fachleuten aus den verschiedensten Bereichen betreut, das können sein: Psychotherapie, Ergotherapie, Entspannungsverfahren, körperliche Aktivität und medikamentöse Schmerztherapie. Auch hierfür gibt es Zentren, vorwiegend bieten jedoch Krankenhäuser eine multimodale Schmerztherapie an. Auch hier benötigst du eine Überweisung deines Arztes. Diese Therapie kann sowohl stationär als auch ambulant erfolgen – abhängig vom jeweiligen Krankenhaus bzw. Zentrum.

Schmerzattacken erspart. Meine Schmerztherapie hat mir auf vielen Ebenen geholfen. Ich habe dort gelernt, dass man sich definitiv nicht mit chronischen Schmerzen durch den Alltag quälen muss. Für die verschiedenen Arten von Schmerzen gibt es Medikamente, die mir Linderung verschaffen. Sie geben mir auch eine gewisse Sicherheit. Ich habe nun keine so große Angst mehr vor einem Schmerzschub, da ich weiß, dass ich mir nun mit den richtigen Medikamenten auch selbst helfen kann. Wenn wir mal ehrlich sind: Oftmals reicht eine IBU nun mal nicht mehr aus. Und auf Dauer ist die Eigenbehandlung gefährlich und schädigt unseren Körper. Die kontrollierte und individuell abgestimmte Einnahme von Medikamenten ist eine sehr bewährte Therapie bei chronischen Schmerzen.

Vivian, welche Schmerzmittel nimmst du ein?

Das ist wahrscheinlich die Frage, die mir auf Instagram von anderen Betroffenen am häufigsten gestellt wird. Das kann ich auch verstehen. Man möchte endlich weiterkommen und einfach etwas finden, das die Schmerzen lindert – und das am besten ganz schnell. Natürlich kann ich dir die verschiedensten Medikamente aufzählen, die ich wegen meiner Beschwerden einnehme. Aber sobald ich sie genannt habe, trage ich die Verantwortung dafür. Und ich möchte ehrlicherweise nicht verantworten, dass du ein von mir empfohlenes Medikament einnimmst und es dir dann nicht hilft oder du es gar nicht verträgst. Wir haben alle die unterschiedlichsten Beschwerden und Vorerkrankungen, und unsere Körper sind auch alle individuell. Genau aus diesem Grund müssen Schmerzmedikamente immer von einem kompetenten Arzt und individuell auf dich und deine Beschwerden abgestimmt werden.

SOS - Tipps bei akuten Schmerzen

Wärme

Der wohl bekannteste und effektivste Tipp. Wärme kann entkrampfend und entspannend wirken. Wenn du Unterleibsschmerzen hast, kann es hilfreich sein, dir eine Wärmflasche auf den Rücken zu legen. Probiere mal aus, die Wärmflasche nicht direkt auf der betroffenen Stelle zu platzieren.

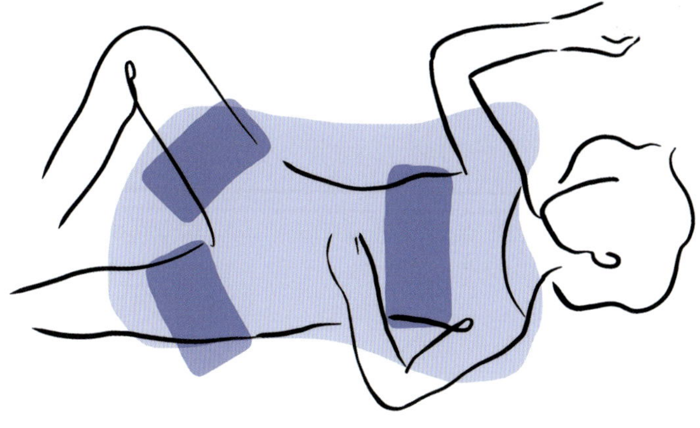

Positionen für die Wärmflasche

Info

Da Endometriose eine chronisch entzündliche Erkrankung ist, kann es gut sein, dass direkte Wärme die Entzündungsreaktionen in unserem Körper fördert. Daher möchte ich dir unbedingt empfehlen, keine Wärmequelle direkt auf den Unterleib bzw. auf die betroffene Stelle zu legen. Du kannst die Wärme aber beispielsweise auf deinen Oberbauch oder auf deine Oberschenkel und Leisten legen. Die Wärme strahlt von dort selbstverständlich auch aus und kann also trotzdem deine betroffene und schmerzende Körperstelle mit Wärme versorgen. Wenn du die Wärme so anwendest, lindert sie deine Schmerzen, aber sie bewirkt keine Verschlimmerung der Entzündungsreaktionen.

Mein Geheimtipp: Funktionsunterwäsche

Ja, du liest richtig: Hier geht es um Unterwäsche, die dich bei deiner Endometriose und Adenomyose gezielt mit Wärme unterstützen soll. Diese Slips haben nämlich an bestimmten Stellen eingenähte Taschen, wo du nach Belieben jeweils ein Wärmepad einlegen kannst. Mein Lieblingsslip ist der »RundumWarm«. Darin findet jeweils eine Wärmequelle für den Unterleib und eine Wärmequelle für den unteren Rücken Platz. Dafür packe ich das »Wärmepad to go« (ähnlich den bekannten Handwärmern für Mantel- und Jackentasche) einfach in meine Handtasche, bei Bedarf nehme ich es heraus, knicke es, lege es in die/eine Tasche meines Slips und bin so auch unterwegs mit Wärme versorgt. Die Wärmepads können bis zu 2000-mal wiederverwendet werden. Dafür müssen sie vor der erneuten Benutzung im Wasserbad reaktiviert werden.

Es gibt auch noch andere Slip-Formen für andere Bedürfnisse: Bei der Entwicklung der Funktionsunterwäsche wurde an alle gedacht und die unterschiedlichsten Beschwerden, die bei Endometriose oder Adenomyose auftreten können, berücksichtigt.

Und jetzt bekommt die Wäsche ihren Namen: Kennst du schon »Kaiserschlüpfer«? Nein? Dann hast du definitiv etwas verpasst. Julia und Daniela sind die Gründerinnen von Kaiserschlüpfer (Instagram: @kaiserschluepfer_hamburg). Sie setzen sich nämlich mit ganzem Herzen für Aufklärung und Hilfe bei Endometriose ein. Es ist somit eine absolute Herzensempfehlung.

Kälte

Für diejenigen, die keine Wärme mögen, oder wenn Wärme nicht zum gewünschten Erfolg führt: Probiere doch einmal aus, die schmerzende Körperstelle mit Kälte zu versorgen. Nutze hierfür am besten ein Kühlpad und lege es, wie oben beschrieben, *in die Nähe* der betroffenen Stelle. Aber

Achtung: Bitte lagere das Kühlpad nur im Kühlschrank und nicht etwa im Gefrierfach! Durch zu starke Kälte kannst du dir nämlich ganz schnell eine Verkühlung, Kälteverbrennung oder sogar eine Blasenentzündung einhandeln. Wenn du deine Beschwerden mit Kälte lindern möchtest, dann hab bitte auch ein sorgsames Auge auf deine Uhr. Denn auch eine zu lange Kühlung kann die geschilderten Beschwerden hervorrufen.

TENS-Gerät

Das ist mein absoluter Geheimtipp! Meine Schmerztherapeutin hat mir seinerzeit das TENS-Gerät empfohlen. Mit dem TENS-Gerät führt man eine Reizstromtherapie durch, das ist eine eher schonende Variante der Elektrotherapie: TENS = Transkutane Elektrische Nerven-Stimulation. Bei diesem Gerät handelt es sich um einen »elektrischen Impulsgenerator« mit daran angeschlossenen Elektroden, die auf die Haut geklebt werden, dort hindurch wird der Reizstrom geleitet. Er löst ein angenehmes Kribbeln aus, das den Schmerz überlagern soll. Normalerweise wird diese Behandlung oft bei Nacken–, Rücken- oder Knieschmerzen angewandt. Doch sie kann natürlich auch gegen Unterleibsbeschwerden eingesetzt werden. Wenn du in einer Schmerztherapie bist, kannst du dir ein solches TENS-Gerät auch verschreiben lassen. Dann bekommst du es für eine kleine Leihgebühr ausgeliehen. Dein Arzt kann die Nutzung des TENS-Gerätes immer wieder verlängern. Natürlich sind TENS-Geräte auch frei verkäuflich. Es gibt sogar ein TENS-Gerät mit bei Bedarf extra zuschaltbarer Wärme. Klein und flach, ist es perfekt für unterwegs. Das hab ich immer in meiner Handtasche mit dabei.

Wichtig: Die Behandlung mit einem TENS-Gerät musst du unbedingt vorher mit deinem Arzt absprechen! Sie darf nämlich nicht in jedem Fall angewandt werden, beispielsweise wenn du einen Herzschrittmacher oder ein anderes elektrisches Gerät in deinem Körper trägst. Auch für Menschen mit Thrombosen oder Epilepsie wird es nicht empfohlen.

Magnesiumbad

Magnesium wirkt bekanntlich entkrampfend und entspannend. Wusstest du, dass du auch in Magnesium baden kannst? Dabei wird das Magnesium über deine Haut aufgenommen. Mittlerweile gibt es viele Magnesiumbäder und Magnesiumflakes auf dem Markt. Mir hilft so ein Bad sehr, wenn mein ganzer Körper mal wieder schmerzt und ich mir einfach nur Entspannung wünsche.

Bereite dein Magnesiumvollbad nach der Anleitung des jeweiligen Herstellers zu. Diese kann je nach Herstellerfirma variieren. Ich mische mir zusätzlich noch ein paar Tropfen Lavendelöl (achte darauf, dass es von guter und natürlicher Qualität ist) mit ins Magnesiumbad, das duftet dann auch noch herrlich.

Bye bye, störende Hygieneartikel! Hier gibt es Besseres!

Wir kennen das, glaube ich, alle: Tampons und Co. tun einfach nur weh. Sie drücken, und man spürt immer ein Fremdkörper-Gefühl im Unterleib. Zumindest geht es mir so. Seit meiner Operation benutze ich keine Tampons mehr und bin auf andere Hygieneartikel umgestiegen. Häufig ist es so, dass unser Unterleib verkrampft. Ein Tampon kann dies logischerweise verschlimmern. Auch die in Tampons häufig enthaltenen Chemikalien, Pestizide und das Plastik können die Krämpfe zusätzlich verschlimmern. Häufig haben wir eh schon mit einer schmerzhaften Periode und einer starken Blutung zu kämpfen, dann müssen wir uns nicht noch zusätzlich mit Schadstoffen belasten.

Aber was sind denn nun die besseren Alternativen? Bei mir hat sich **Periodenunterwäsche** bewährt. Deren Funktion ist ganz einfach: das Aufsaugen von Monatsblut oder Blutungen, die man auch außerhalb der Periode haben kann – ohne dafür eine extra Einlage zu nutzen. Die Binde ist sozusagen im Slip eingearbeitet. Periodenunterwäsche kann andere Hygieneartikel wie Tampons und Binden ersetzen. Wenn du unter sehr starken

Blutungen leidest, kann ein solcher Slip auch zusätzlichen Schutz bieten. Es gibt sogar Periodenslips für eine extra starke Periode. Die verschiedensten Hersteller bieten solche Slips an. Ein zusätzlicher **Vorteil:** Periodenunterwäsche ist nachhaltig, da sie ganz einfach gewaschen und damit wiederverwendet werden kann.

Aber auch **Bio-Binden** kann ich sehr empfehlen. Auch hier finde ich es mittlerweile wichtig, dass es Binden sind, die ohne Chemikalien und Pestizide hergestellt sind. Denn das alles brauchen wir nicht auch noch zusätzlich. Unser Körper kämpft so schon genug mit sich selbst.

Bauchmassage

Auch das ist ein Tipp, den man zu Hause schnell und einfach umsetzen kann. Nimm ein wenig Körperöl in deine Hände, idealerweise ein Öl, das auch direkt eine entkrampfende Eigenschaft hat, z. B. Lavendel, Bergamottminze, Bergamotte, Petit Grain, Neroli oder Ylang Ylang. Verteile dieses Körperöl auf deinem Unterleib und auf deinem Bauch, massiere es im Uhrzeigersinn ein. Atme dabei tief in deinen Bauch. Wiederhole dies so oft, bis dein Unterleib und dein Bauch sich entspannen. Für danach kann ich dir empfehlen, zusätzlich noch mit Wärme zu arbeiten. Lege, nachdem du deinen Bauch und Unterleib massiert hast, eine Wärmequelle (Kirschkernkissen oder lauwarme Wärmflasche mit Bezug) auf deinen Unterleib und Bauch.

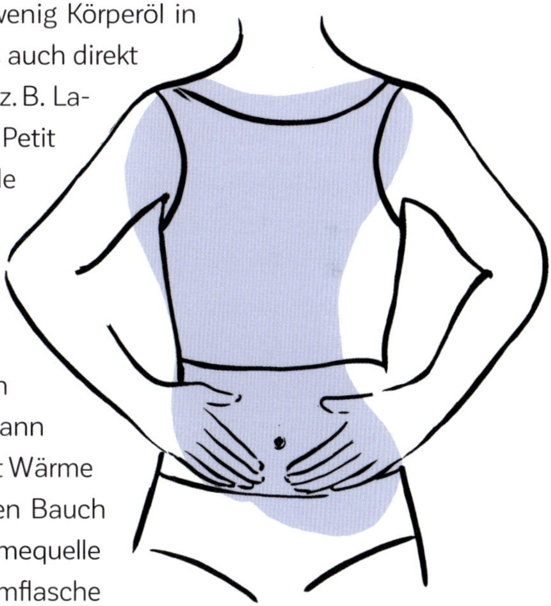

Alternative Behandlungsweisen

Oftmals ist es ein langer und steiniger Weg, bis man seine persönliche Form findet, um mit chronischen Schmerzen zu leben. Auch ich kann ein Lied davon singen. Du hast dir höchstwahrscheinlich dieses Buch geholt, um neue Wege kennenzulernen und auszuprobieren. Darauf kannst du schon mal sehr stolz sein. Und das ist auch genau der Punkt, ich kann es dir nur von ganzem Herzen raten: Wage, etwas Neues auszuprobieren und auch einmal andere Wege einzuschlagen. Nur so findest du heraus, was dir wirklich guttut und was dir eben überhaupt nicht hilft. Leider gibt es noch immer kein Patentrezept und auch keine Wunderpille, um deine Schmerzen wegzuzaubern. Ich wünschte, es wäre so – aber die Realität sieht leider anders aus. Aber es gibt so unglaublich viele Wege, die du gehen kannst. Ich kann dir natürlich nicht versprechen, dass dir meine Tipps genauso helfen wie mir. Aber sie sind es definitiv wert, dass du sie einmal selbst ausprobierst.

Viele Menschen stehen alternativen Behandlungsweisen skeptisch gegenüber. Auch das verstehe ich nur zu gut, denn vor einigen Jahren war ich auch an diesem Punkt. Ich dachte, mir würden nur starke Schmerzmittel helfen und sonst nichts. Tja … ein paar Jahre später durfte ich feststellen, dass mir alternative Behandlungsweisen unglaublich guttun. Heute kann ich sagen, dass es sich lohnt, seine Komfortzone zu verlassen und experimentierfreudig zu sein. Es ist nämlich unglaublich wichtig – auch längerfristig –, seine Erkrankung positiv zu unterstützen.

»Hast du es schon mal mit Yoga versucht?«

Diese Frage wurde mir damals so oft gestellt. Sie hing mir regelrecht zu den Ohren raus. Was hat Yoga bitte mit meinen Endometriose-Schmerzen zu tun? Als könnte Yoga meine Schmerzen in irgendeiner Weise beeinflussen.

Das war meine damalige Ansicht. Heute kann ich da nur den Kopf schütteln. Ich war unglaublich blind und wollte nicht wahrhaben, dass mir Yoga bei meinen chronischen Schmerzen und in meinem angespannten Zustand helfen könnte.

Vor zwei Jahren habe ich dann angefangen mit sanften Yin-Yoga-Übungen. Schon nach kurzer Zeit konnte ich mich am eigenen Leib von den positiven Eigenschaften des Yoga überzeugen. Bei Endometriose oder Adenomyose ist eine Balance von Entspannung und Aktivität wichtig. Es gibt eine wissenschaftliche Studie(12), die besagt, dass sich Yoga positiv auf die Endometriose-Schmerzen auswirken kann. Die Teilnehmerinnen dieser Studie konnten schon nach acht Wochen feststellen, dass sich negative Symptome der Endometriose stetig verbesserten, und dadurch steigerte sich auch ihre Lebensqualität.

Einer weiteren Studie(13) zufolge hat Yoga – neben der Reduktion von Schmerzen – auch die Psyche von Endometriose-Betroffenen positiv beeinflusst. Die Teilnehmerinnen der Studie konnten durch Yoga ihre Anspannung und ihren Stress besser kontrollieren. Gerade die dort angewandten effektiven Atemtechniken hatten darauf einen großen positiven Einfluss. Außerdem beschreibt die Studie, dass sich die Gemeinschaft der Teilnehmerinnen mit anderen Betroffenen ebenfalls positiv auf ihr Wohlbefinden ausgewirkt hat. Klingt gut, oder? Dann ist nun vielleicht endlich der richtige Zeitpunkt für dich, Yoga auch einmal auszuprobieren. Ich habe dir hier meine Lieblingsübungen einmal kurz zusammengefasst.

Wichtig: Es ist normal, wenn die Yogaübungen am Anfang noch nicht perfekt klappen. Es ist noch kein Meister vom Himmel gefallen. Bleib dran und du wirst schnell merken, dass es sich lohnt!

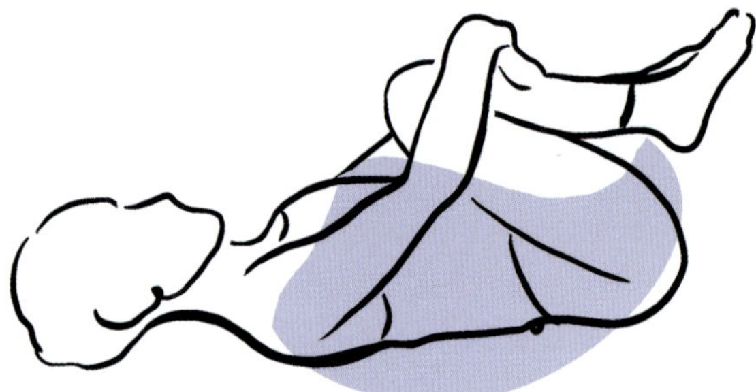

Knie-zur Brust-Haltung

1. Winkle deine Beine an und ziehe sie in Richtung deines Bauches. Umfasse deine Knie.
2. Beim Ausatmen ziehst du deine Beine sanft zu deinem Bauch. Ziehe dein Kinn leicht zum Brustkorb.
3. Kreise nun mit deinen aneinanderliegenden Knien. Erst linksherum, dann rechtsherum. Du kannst kleine oder große Kreise machen. Schau, was dir am besten gefällt.
4. Dreh dich nun auf deinen Bauch und leg eine lauwarme Wärmflasche auf deinen unteren Rücken. Dein Becken kannst du nun leicht hin- und herschaukeln. Halte diese Pose so lange, wie du möchtest.

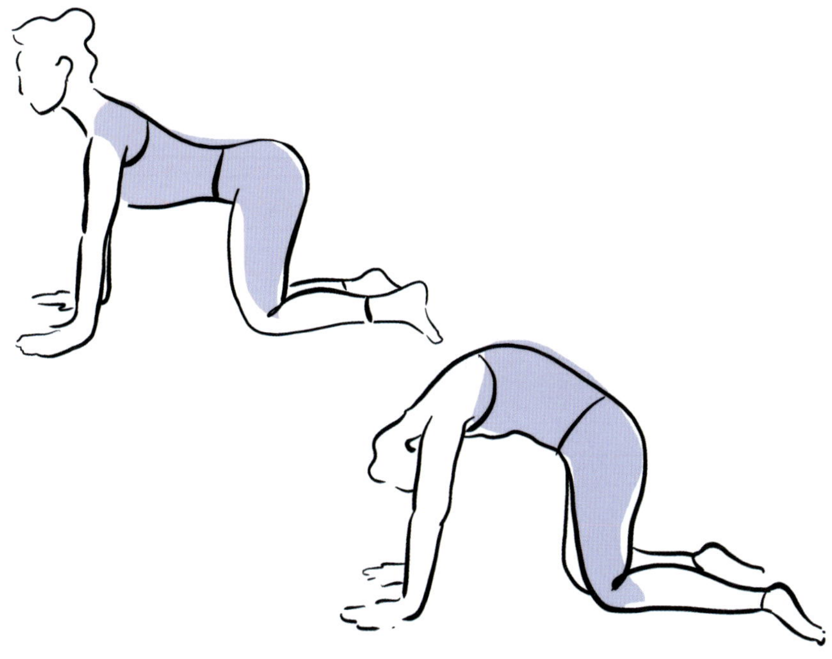

Kuh-Katze

1. Nimm zunächst den sogenannten Vierfüßlerstand ein. Achte darauf, deine Hände hüftbreit auseinander aufzustellen.
2. Hebe und senke deinen Rücken mit jeder Atmung. Mit der Einatmung hebst du den Kopf und drückst den Rücken durch. Mit der Ausatmung senkst du den Kopf, rundest den Rücken und ziehst dabei den Bauchnabel ein. Halte die Dehnung für eine bis eineinhalb Minuten und lege dann eine kurze Pause ein. Es ist ganz normal, dass du die Übung nicht sofort für die komplette Dauer halten kannst. Wiederhole die Übung, sofern dir danach ist.

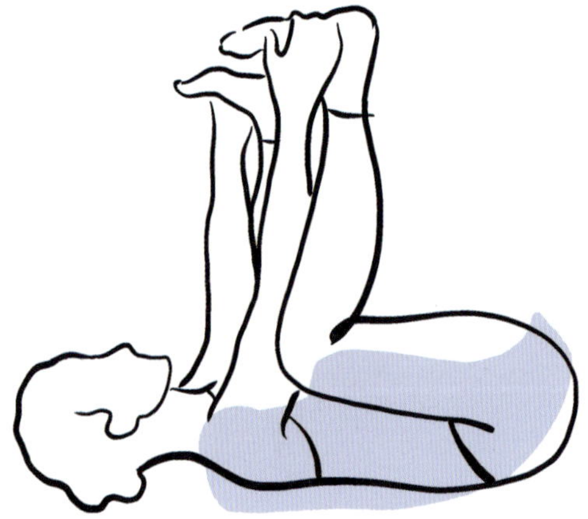

Happy Baby

1. Leg dich auf deinen Rücken und zieh deine Knie zur Brust.
2. Greife bei der Einatmung nach den Außenkanten deiner Füße. Deine Knie sind ein wenig weiter voneinander entfernt, als dein Rumpf breit ist. Bei Bedarf unterstütze deinen Kopf mit einer gefalteten Decke.
3. Versuche nun, deinen Körper ein wenig nach links und rechts zu schaukeln. Mache diese Übung etwa 30 Sekunden bis eine Minute.

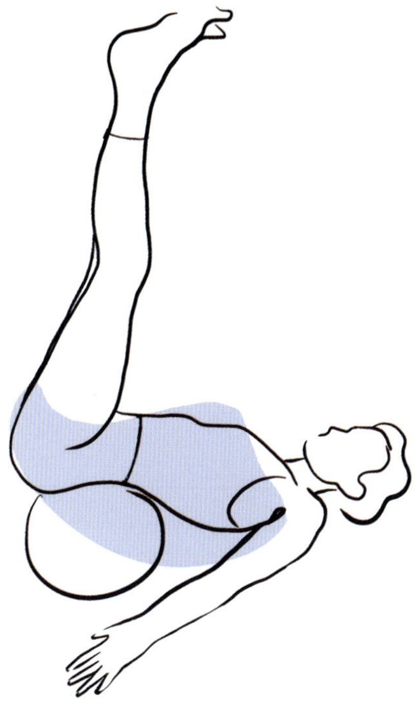

Umkehrhaltung mit einem Kissen unter dem Becken

1. Wenn du ein Meditationskissen hast, nimm dieses nun zur Hand und lege es unter dein Becken. (Alternativ kannst du auch ein anderes Kissen verwenden.)
2. Strecke deine Beine nach oben und versuche, dich zu entspannen. Kontrolliere deine Atmung.
3. Diese Übung kannst du etwa eine Minute lang halten. Wiederhole sie bei Bedarf.

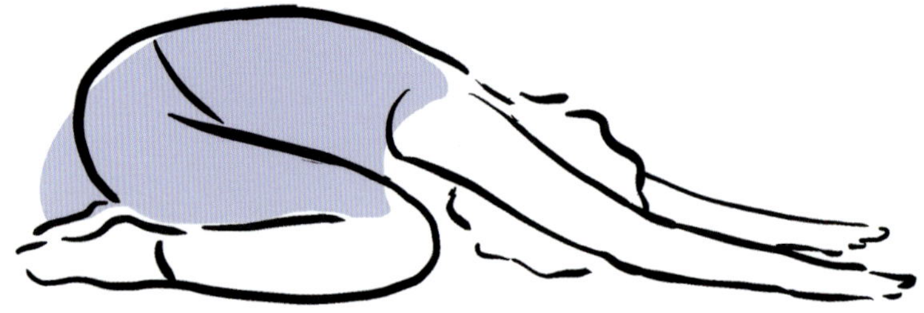

Haltung des Kindes

1. Setz dich im Fersensitz mit geschlossenen Knien auf deine Yogamatte.
2. Bei der Ausatmung beug dich nach vorne und leg deine Stirn auf dem Boden ab. Alternativ kannst du deinen Kopf auch zur Seite drehen und deine Wange auf dem Boden ablegen.
3. Streck deine Arme nach vorn und leg deine Handflächen auf dem Boden ab. Halte diese Übung für mindestens 30 Sekunden. Atme dabei tief ein und aus.

Tipps

Am besten bist du natürlich in einem professionellen Yogastudio aufgehoben. Aber für den Anfang kann ich dir auch die verschiedensten YouTube-Videos empfehlen. Dort gibt es eine riesige Auswahl an Yogaübungen für Anfänger und sogar welche, die auf Endometriose-Betroffene abgestimmt sind. Ich mag die Videos von »Julia Glesti« sehr gerne. Schau dich dort mal in Ruhe um.

Traditionelle Chinesische Medizin (TCM)

Die Traditionelle Chinesische Medizin (TCM) ist eine jahrtausendealte ganzheitliche Heilkunde, die auf überliefertem Wissen, Erkenntnissen und Verfahren aus dem alten China und anderen asiatischen Ländern gründet. Mittlerweile hat sie längst ihren Weg zu uns gefunden – berechtigterweise. Die Deutsche Gesellschaft für Gynäkologie empfiehlt ebenfalls, die Endometriose mit Methoden der TCM begleitend zu behandeln. Die TCM sollte mindestens drei Monate lang angewendet werden. Bei Betroffenen mit Kinderwunsch dauert die Behandlung oftmals auch länger.

Welche Verfahren werden im Rahmen der TCM angewandt?

- **Chinesische Kräuter:** Dabei werden die unterschiedlichen Kräuter in Form von Tees (Aufgüssen), Granulaten oder als Kräutertabletten eingenommen. Die chinesischen Kräuter und ihre Anwendung solltest du dir von einem anerkannten Vertreter der TCM verschreiben lassen. Die Kräuter-Mischungen kannst du in bestimmten Apotheken für dich zurechtmachen lassen oder auch direkt für dich bestellen. Meist schmecken diese Tees und Aufgüsse nicht besonders gut. Aber das brauchen sie ja auch nicht – dafür helfen sie aber umso mehr!
- **Akupunktur:** Mithilfe der Akupunktur sollen Blockaden in den Leitbahnen (Meridiane, Kanäle der Lebensenergie) aufgelöst und deine Schmerzen dadurch positiv beeinflusst werden. Die Akupunkturpunkte liegen entlang der Leitbahnen und werden durch die Behandlung mit den speziellen Akupunkturnadeln stimuliert. Die Nadeln werden eingestochen und dann für ungefähr 30 Minuten an den betreffenden Stellen belassen. In dieser Zeit sollst du ruhen.

  Ich selbst habe direkt nach meiner ersten Behandlung eine Verbesserung gespürt. Meine TCM-Heilkundige und ich haben uns mit den Nadeln auf meinen Unterleib konzentriert, da ich zu dieser Zeit starke

TCM-Ernährung

Iris gewährt uns einen Einblick in ihre Erfahrungen

»Nach meiner Diagnose hatte ich viele Begleiterscheinungen durch die Endometriose. Über Instagram wurde ich auf eine selbst von Endometriose betroffene TCM-Ernährungsberaterin aufmerksam, die sich unter anderem auf Endometriose spezialisiert hat. Nach einem ausführlichen Erstgespräch und einer Zungendiagnostik hat sie einen für mich individuellen Plan mit Lebensmitteln erstellt. Außerdem habe ich verschiedene Tipps für den Alltag und für große Schmerzphasen (zum Beispiel Zyklusbeginn und Zyklusende) bekommen. Nach mehreren Monaten der Erprobung fühle ich mich deutlich fitter, habe weniger Schmerzen und kann besser schlafen und am Alltag teilnehmen. Man kann die TCM-Ernährung leicht in den Alltag integrieren und umsetzen. Der Einkauf ist nicht teurer als vorher – das war mir sehr wichtig. Ich würde die TCM jederzeit weiterempfehlen. Auch bei Fragen oder Problemen steht mir die Ernährungsberaterin noch immer jederzeit zur Verfügung.«

zyklusunabhängige Unterleibsschmerzen hatte. Da ich eine Zeit lang regelmäßig mit Übelkeit zu kämpfen hatte, wurden mir dafür auch zwei Akupunkturnadeln gesetzt. Ich konnte es selbst gar nicht glauben, aber meine Übelkeit war weg. Ich kann dir empfehlen, die Akupunktursitzungen mindestens ein Mal pro Woche in Anspruch zu nehmen. Zumindest wenn du akute Beschwerden hast.

- **TCM-Ernährung (Diätetik):** Ein wichtiger Grundpfeiler der chinesischen Medizin ist eine ausgewogene und gesunde Ernährung. Damit lassen sich die Hormone zwischen Energie (Yang) und Materie (Yin) wieder ausbalancieren oder im Gleichgewicht halten. Die Ernährung wird individuell nach dem Prinzip der 5-Elemente-Ernährung angepasst. Diese Elemente sind Erde, Wasser, Metall, Feuer und Holz. Die Elemente haben einen Einfluss auf deine verschiedensten Körperfunktionen. Sie werden deinen einzelnen Organen zugeordnet. Bei der Ernährung nach den Leitlinien der TCM (wie auch bei der Akupunktur und der Anwendung von Kräutern) geht es nicht darum, ein bestimmtes Symptom zu behandeln, sondern darum, das Gleichgewicht im gesamten Körper wiederherzustellen. Denn nach der TCM entsteht eine Krankheit durch ein Ungleichgewicht im Körper.

Die verschiedenen Methoden der TCM werden mit dir gemeinsam durchgesprochen und individuell auf deine Bedürfnisse abgestimmt. Es müssen auch nicht alle Therapieformen angewendet werden, dies wird ebenfalls individuell entschieden. Es folgt zuallererst ein größeres Anamnesegespräch. Zu Beginn wird dein Puls an beiden Handgelenken gefühlt und deine Zunge angeschaut. Das nennt sich »Zungendiagnostik«, und daran kann der TCM-Behandler bereits Erkenntnisse über deinen Gesundheitszustand ablesen. Auch Krankheiten und Schmerzen kann er bereits anhand deiner Zunge erkennen.

Auch ich konnte schon Erfahrungen mit einer Vertreterin der TCM machen. Ich habe sie aufgrund meiner Endometriose-Beschwerden aufgesucht, als ich überhaupt nicht mehr weiterwusste. Es war für mich eine sehr wertvolle Erfahrung, und ich selbst kann nur von positiven Ergebnissen berichten. Auch hier hat es sich definitiv gelohnt, dass ich über meinen Schatten gesprungen bin und wieder etwas Neues ausprobiert habe. Die TCM kann selbstverständlich mit der klassischen westlichen Schulmedizin kombiniert und unterstützend angewandt werden. Ich habe mich darüber mit vielen anderen Betroffenen ausgetauscht, die ebenfalls bereits seit Jahren zu einem TCM-Heilkundigen gehen. Und das mit positivem Erfolg.

Kosten der TCM-Behandlung

Leider werden die Kosten für die TCM aktuell nicht von den gesetzlichen Krankenkassen übernommen. Es gibt aber Zusatzversicherungen (die von gesetzlichen Krankenkassen angeboten werden), die einen Teil der Kosten tragen. Du kannst trotz allem versuchen, einen Antrag auf Kostenübernahme bei deiner Krankenkasse einzureichen, am besten mit einem ärztlichen Gutachten für die Notwendigkeit der Behandlung. Aber es muss dir bewusst sein, dass solche Anträge leider häufig abgelehnt werden und man die Behandlung aus eigener Tasche zahlen muss.

Die Kosten variieren je nach Behandler, und du solltest sie am besten bereits vor Beginn der Behandlung erfragen. Ich weiß, dass es wirklich hohe Kosten sind, und hoffe sehr, dass die Kosten für alternative Therapieweisen irgendwann endlich von den gesetzlichen Krankenkassen übernommen werden. Es ist traurig, mitansehen zu müssen, dass sich die meisten von uns (mich eingeschlossen) auf Dauer eine solche Therapie gar nicht leisten können. Auch wenn uns solche Therapien eventuell sogar am meisten helfen. Ich musste damals auch auf all meine Ersparnisse zurückgreifen, um mir diese Behandlungen auf Dauer zu ermöglichen. Das ist für mich ein Unding. Hier muss sich schnell, am besten sofort, etwas ändern!

Osteopathie

Die Osteopathie ist ebenfalls eine eigenständige komplementäre Therapieform, Diagnose und Behandlung erfolgen vorrangig mit den Händen. Die Therapie zielt darauf ab, Funktionsstörungen zu erkennen und diese dann auch zu beheben. Das bedeutet, dass der Osteopath mit den Händen nach der Ursache deiner Beschwerden tastet und sie behandelt, dadurch werden Funktionsstörungen und Blockaden gelöst. Bei der Osteopathie werden die Patienten (und deren Beschwerden) als Individuen wahrgenommen und somit ganzheitlich behandelt.

Da bei der Endometriose Verklebungen und Vernarbungen im Körper entstehen können, wird die Osteopathie häufig dahingehend angewendet. Auch Organe und Narben können damit wieder mobilisiert werden. Es werden die unterschiedlichsten Techniken eingesetzt. Das Spektrum reicht von für den Moment schmerzhaften (Hand-)Griffen bis hin zu sanften und ganz gezielten Griffen. Dies ist von Therapeut zu Therapeut unterschiedlich. Bei der Osteopathie können auch gezielte vaginale und innere Handgriffe angewendet werden. Dies geschieht aber nur nach vorheriger Absprache und mit deiner schriftlichen Einwilligung in diese Art der Behandlung.

Mit der Osteopathie kannst du sogar direkt nach der Bauchspiegelung anfangen. Damit kannst du deinen Heilungsprozess fördern und die Gase schneller abtransportieren. Das macht gerade dann Sinn, wenn du direkt nach der Bauchspiegelung noch lange mit den Gasen zu kämpfen hast oder Verwachsungen vorbeugen möchtest. Diese können nämlich dafür sorgen, dass du unerträgliche (Schulter-)Schmerzen bekommst. Dies würde ich aber erst in Anspruch nehmen, wenn du dich nach deiner Operation einigermaßen fit fühlst.

Info

Auch wenn es momentan noch wenige sind, möchte ich dir diese Information trotzdem nicht vorenthalten: Es gibt auch Osteopathie-Praxen, die sich auf Gynäkologie und auch auf Kinderwunsch-Behandlung spezialisiert haben. Vielleicht findest du in deiner Nähe eine Praxis, die genau das anbietet.

Kosten der Osteopathie-Behandlung

Private Krankenversicherungen übernehmen die Kosten für Osteopathie in der Regel ganz. Bei gesetzlichen Krankenkassen sieht das leider schon wieder anders aus: Manche gesetzlichen Krankenkassen bezuschussen deine Osteopathie-Behandlung. Dies musst du aber bitte individuell mit deiner Krankenkasse besprechen. Am besten vor der Behandlung, damit die Kostenfrage direkt geklärt ist und es nachher keine bösen Überraschungen gibt. Die Kosten an sich variieren bei den einzelnen Praxen: In der Regel zahlt man ungefähr 70–90 € für eine Behandlung, die ungefähr 50–60 Minuten dauert.

Bindegewebsmassage

Diese Therapie durfte ich während meiner Rehabilitation kennenlernen. Die Bindegewebsmassage (BGM) ist eine Massagetechnik, die über die mechanische Reizung des Bindegewebes einen positiven Einfluss auf die dazugehörigen Organe, die Haut und das Bewegungssystem ausübt. Es fühlt sich aber nicht wie eine normale Massage an, es werden verschiedene Techniken angewandt: etwa Streichen und Verschieben der Haut (Unterhautgewebe und oberflächliche Schichten). Es hat sich so angefühlt, als würde der Therapeut mit einer kleinen Nadel immer wieder über meinen Rücken ziehen. Es ist nicht schmerzhaft. Die Wirkung danach ist wirklich großartig!

Fußreflexzonenmassage

Neben der Bindegewebsmassage durfte ich auch die Fußreflexzonenmassage ausprobieren. Diese ist ein wenig sanfter und für all diejenigen gut, die ein bisschen sensibler sind (ohne dass ich das negativ meine!). An den Füßen führen viele Nervenbahnen entlang, die mit den einzelnen Organen verknüpft sind. Werden diese Punkte massiert, stimuliert man sie dadurch.

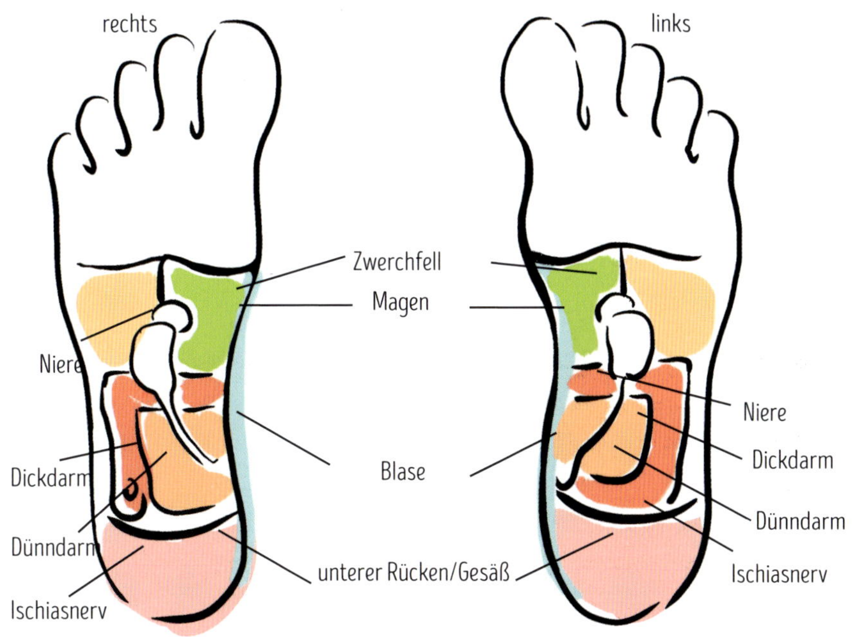

Zonen für die Fußreflexzonenmassage

Tipp

Wenn du an Verdauungsbeschwerden oder an Verstopfungen leidest, kann eine Fußreflexzonenmassage direkte Abhilfe schaffen. Die positive Wirkung macht sich bei den meisten schon kurz nach der Behandlung bemerkbar und erleichtert den Toilettengang. Also achte darauf, dass du danach eine Toilette in deiner Nähe hast.

Diese Reize sollen sich positiv auf das jeweils zugehörige Organ auswirken und die Durchblutung anregen. Damit möchte man die verschiedensten Beschwerden lindern. Wenn dir eine Stelle bzw. Zone an deinem Fuß wehtut, lässt das der Theorie zufolge gewisse Rückschlüsse auf den Zustand des jeweils zugehörigen Organs zu. Hierbei sollte man wissen, dass bei der Fußreflexmassage zwischen zwei Varianten unterschieden wird. Die eine Variante wirkt beruhigend, die andere Variante wirkt anregend. Welche Variante für dich am besten geeignet ist, kannst du am besten im Gespräch mit deinem jeweiligen Therapeuten herausfinden.

Physiotherapie

Meiner Meinung nach kann jeder unter Endometriose oder Adenomyose Leidende die Physiotherapie als Baustein in seine Schmerzbewältigungsstrategie einsetzen. Die Endometriose führt häufig zu einem verspannten Beckenboden oder Schmerzen im Becken. Auch der ganze Unterleib kann verkrampft sein. Eine Blasenschwäche oder Inkontinenz ist leider ebenfalls keine Seltenheit. Mithilfe der Physiotherapie möchte man dem entgegenwirken und diese Beschwerden positiv beeinflussen.

Oftmals bekommst du auch großartige Übungen für zu Hause mit an die Hand. Es ist häufig ein Zusammenspiel aus Entspannung, Mobilisation und Dehnung.

Kosten der Physiotherapie-Behandlung

Physiotherapie ist normalerweise eine Kassenleistung, und daher werden – mit einer entsprechenden ärztlichen Verordnung – die Kosten übernommen. Dies gilt leider nicht, wenn »nur« Endometriose als alleinige Diagnose auf der Verordnung steht. Die Erkrankung ist zum jetzigen Zeitpunkt nämlich immer noch nicht als »Behandlungsgrund« anerkannt. Damit die Kosten für Physiotherapie auch hundertprozentig übernommen werden, muss eine zweite Diagnose auf der Verordnung stehen. Oft ist es so, dass Betroffene an weiteren (zusätzlich diagnostizierbaren) Beschwerden leiden: Rückenschmerzen, Beckenschmerzen und/oder weitere Verspannungen könnten mögliche Diagnosen sein. Dein Arzt muss dahingehend ein wenig kreativ sein. Sprich das bitte unbedingt bei deinem Arzt an.

Ätherische Öle

Die ersten Erfahrungen mit ätherischen Ölen durfte ich schon in meiner frühen Kindheit machen: Meine geliebte Patentante hat sich viel damit beschäftigt. Ich schätze, sie war es, die mir schon damals die Impulse für die alternative Medizin mit auf den Weg gegeben hat. Und dafür bin ich ihr auch bis heute sehr dankbar. Es mussten allerdings viele Jahre vergehen, bis ich mich immer mehr mit ätherischen Ölen beschäftigt habe. Und nun sind sie täglich bei mir in Gebrauch, auch für meine Endometriose. Ätherische Öle entfalten ihre Wirkung über die Haut, über das Riechen oder auch über die innerliche Einnahme (hier ist aber Vorsicht geboten und wirkliches Wissen erforderlich!). Nicht alle ätherischen Öle sind für die innerliche Einnahme bestimmt. Dies ist vom Öl selbst und vom jeweiligen Hersteller abhängig. Aber hier beschäftigen wir uns viel mehr mit der äußerlichen Anwendung – also mit dem Riechen (aromatische Anwendung) und dem Auftragen auf unsere Haut (topische Anwendung). Ich möchte dir auf den nächsten Seiten ein paar Tipps geben, wie du physische Beschwerden, beispielsweise Unterleibskrämpfe, mithilfe dieser kraftvollen Pflanzenöle lindern kannst.

Prinzipiell kannst du jedes ätherische Öl verwenden. Bitte achte jedoch darauf, dass es ein reines Öl ist – ohne jegliche Zusatzstoffe. Ich selbst benutze die Öle von »doTERRA« und bin damit sehr zufrieden. (Ich bin keine doTERRA-Beraterin! Ich selbst kaufe und benutze diese Öle nur privat für mich.) Diese Öle sind sehr hochwertig, und meine Erfahrungen beziehen sich auch nur auf diesen Hersteller. Ich betone das noch einmal, da es so viele verschiedene Herstellerfirmen und somit auch unterschiedliche Qualitäten gibt.

DIY-Periodenschmerzen-ade-Roller

Nimm am besten einen Roller mit 10-ml-Fläschchen dafür, den du nach Belieben befüllen kannst – wenn du deine Periode oder durch die Endometriose bedingt Schmerzen hast. Dieses Rezept ist auf einen 10-ml-Roller ausgelegt:

- 20 Tropfen Lavendel
- 10 Tropfen Pfefferminze
- 10 Tropfen Basilikum (Basil)
- 10 Tropfen Clary Sage (Muskatellersalbei-Öl)

Fülle das Fläschchen dann einfach mit einem fraktionierten Kokosöl auf. (Wenn du magst, kannst du auch Mandelöl verwenden.) Und schon hast du dir einen Roller mit hilfreichen ätherischen Ölen gezaubert.

Anwendung: Wenn du die Ölmischung auf deinen Unterleib aufgetragen hast, massiere sie noch ein bisschen ein. Leg dann noch eine lauwarme Wärmflasche auf deinen Unterleib. Die Wärme intensiviert die Wirkung.

DIY-Roller gegen Stimmungsschwankungen

Wer kennt es nicht? Die Periode kündigt sich an, und du hast schon davor mit starken Stimmungsschwankungen zu kämpfen. Dagegen wollen wir jetzt schnell Abhilfe schaffen. Aber auch wenn deine innere Balance einfach so mal wieder durcheinander ist, kann dich diese Ölmischung unterstützen. Auch dieses Rezept ist für einen 10-ml-Roller gedacht:

- 20 Tropfen Bergamotte
- 10 Tropfen Lavendel
- 10 Tropfen Ylang Ylang
- 5 Tropfen Clary Sage (Muskatellersalbei)

Bitte fülle das Fläschchen dann entweder mit einem fraktionierten Kokosöl oder mit Mandelöl auf. Und fertig ist dein treuer neuer Begleiter für deine nächsten Stimmungsschwankungen.

Anwendung: Du kannst diese Ölmischung auf deine Handgelenke und auf deine Handinnenflächen auftragen und den Duft inhalieren. Die Duftstoffe interagieren dann mit deinem limbischen System. Das kann deine Stimmung positiv beeinflussen.

Ölmischung bei Darmbeschwerden und Blähungen

Endometriose und Adenomyose können auch einen erheblichen Einfluss auf deine Darmgesundheit haben. Wenn du beispielsweise häufig mit einem Endobelly oder mit Blähungen zu kämpfen hast, habe ich hier eine passende Ölmischung für dich. Damit kannst du bei Bedarf deinen Bauch einmassieren.

Mische einen Teelöffel fraktioniertes Kokosöl (oder alternativ wieder Mandelöl) mit jeweils 1 Tropfen Pfefferminz-, Bergamotte- und Fenchelöl. Mit diesem Öl kannst du nun deinen Bauch massieren. Du kannst das natürlich mehrmals am Tag wiederholen, je nachdem, wie es dir mit deinen Beschwerden geht. Ich mache dies immer intuitiv.

Öle bei Müdigkeit und Erschöpfung

Für den kleinen Energiekick zwischendurch gebe ich 1 Tropfen Pfefferminz- oder Wild Orange-Öl auf meine Handinnenflächen und inhaliere den Duft bewusst ein. Atme hier tief durch die Nase ein und durch den Mund wieder aus. Die Pfefferminze hat eine erfrischende Wirkung, und die Wild Orange sorgt dafür, dass deine Lebensgeister wieder zurückkehren. Ich inhaliere täglich die verschiedensten ätherische Öle zwischendurch. Dabei gehe ich ganz intuitiv vor. Gerade wenn ich merke, dass meine Konzentration wieder nachlässt oder mich während des Arbeitstages die Müdigkeit einholt. Düfte von Zitrusfrüchten eignen sich hierfür besonders gut.

Tipp

»doTERRA« hat auch eine ganz wunderbare fertige Ölmischung namens »ZenGest« im Sortiment. Darin sind Anissamen, Pfefferminz, Ingwer, Kümmel, Koriander, Estragon und Fenchel enthalten. Nimm einfach 2–3 Tropfen des Öls und vermische es mit einem Teelöffel fraktioniertem Kokosöl oder mit einem Klecks deiner Lieblingsbodylotion. Massiere damit deinen Bauch. Diese Ölmischung von »doTERRA« kannst du beispielsweise auch innerlich anwenden (interne Anwendung). Ich gebe dazu einen Tropfen der »ZenGest-Ölmischung« in ein Glas lauwarmes Wasser und trinke es – beispielsweise vor oder nach einer schweren Mahlzeit. Bei mir wirkt dies schon (kleine) Wunder.

Ölmischungen für deinen Diffuser

Ich lasse den Tag über bei uns zu Hause immer wieder den Diffuser laufen. Auch zum Einschlafen mache ich den Diffuser mit entspannenden Ölen an. Wegen der Endometriose und der damit verbundenen Schmerzen fällt es mir abends häufig schwer, zur Ruhe zu kommen. Eine entspannende Ölmischung in meinem Diffuser hilft mir sehr, um die Anspannung loszulassen und innerlich ruhig zu werden.

Tipp

Gute-Nacht-Mischung für den Diffuser

- 3 Tropfen Lavendel
- 3 Tropfen Bergamotte
- 1 Tropfen Cedarwood (Zedernholz)

Ich mache den Diffuser schon immer früher an – eine Stunde, bevor ich ins Bett gehe. Auf eine schöne und entspannende gute Nacht!

Ich hoffe, du konntest hiermit ein bisschen in die Welt der ätherischen Öle eintauchen. Natürlich sind auch sie keine Wundermittel, aber sie können sehr wohl dein Wohlbefinden steigern und sollten definitiv nicht unterschätzt werden. Wer mir schon länger folgt, weiß, dass ich ätherische Öle überall in meinen Alltag integriere: ob beim Yoga, zum Einschlafen oder bei Endometriose-Beschwerden. Sie sind absolute Allroundtalente. Wenn du bei mir zu Hause bist, riecht es oftmals wie in einer Sauna oder in einer kleinen Wellnessoase. Auch mein Partner hat seine Lieblingsöle immer bei sich.

CBD-Öl

CBD ist die Abkürzung für Cannabidiol, eine Substanz, die aus der weiblichen Hanfpflanze gewonnen wird. Das Wichtigste gleich mal vorweg: CBD ist nicht psychoaktiv und hat somit im Gegensatz zum THC keine berauschende Wirkung. THC ist derzeit auch nicht legal und wirkt psychoaktiv. Hierdurch tritt das sogenannte High-Gefühl ein – CBD ist sein Gegenstück, es hat eine entspannende und beruhigende Wirkung. Das sind zwei unterschiedliche Substanzen, bitte nicht verwechseln!

CBD wird auch von Endometriose-Betroffenen sehr gern als natürliche Alternative zu herkömmlichen chemischen Schmerzmitteln genutzt. CBD kann nämlich gegen (chronische) Schmerzen, Erkrankungen, Verkrampfungen und Anspannungen helfen. CBD wirkt in einem Teil des Nervensystems, im sogenannten Endocannabinoid-System unseres Körpers, und kann dadurch einen positiven Einfluss auf uns haben.

Eine Studie[14] von 2019 besagt, dass die Einnahme von CBD bei vielen Endometriose-Betroffenen die Schmerzen erheblich verringern konnte. Die Studienteilnehmerinnen konnten tatsächlich auf bis zu 50 Prozent ihrer herkömmlichen Medikamente verzichten. Und ich selbst kann dies nur bestätigen. Ich nehme seit 2020 täglich CBD und möchte darauf auch nicht mehr verzichten. Mein Körper merkt sofort, wenn er es mal einen Tag nicht bekommt. Ich freue mich sehr, dass CBD auch bei Endometriose und Adenomyose immer häufiger angewendet wird und es mittlerweile ein paar Studien dazu (und zu chronischen Schmerzen) gibt.

Meine ersten Erfahrungen mit CBD habe ich schon vor Jahren gemacht. Damals war es noch neu und noch weit von dem momentanen Hype entfernt. Meine damaligen Erfahrungen waren auch nicht zufriedenstellend. Hierbei ist es wichtig, dass man das richtige CBD für sich selbst findet. Ich selbst verwende die CBD-Produkte von »Hanfgeflüster«.

Die Dosierung ist auch sehr individuell. Hier musst du schauen, wie viel dir wirklich guttut. Ich kann dir raten, mit einem niedrig dosierten 5-prozentigen CBD-Öl zu starten, und dann kannst du langsam deine Dosis steigern. Damit habe ich selbst seinerzeit auch angefangen. Mittlerweile bin ich bei einem 25-prozentigen CBD-Öl. Je höher das CBD-Öl dosiert ist, umso weniger Tropfen benötigst du. Beachte hierbei immer die Einnahmehinweise des jeweiligen Herstellers. Wenn du regelmäßig Medikamente zu dir nimmst, ist es wichtig, dass du wegen des CBD-Öls vorher mit deinem Arzt Rücksprache hältst, um Wechselwirkungen zu vermeiden.

Die moderne Kräuterhexe - Hex Hex!

Auch die traditionelle Pflanzenheilkunde kann dir eine großartige Unterstützung sein. Wusstest du, dass es Heilpflanzen gibt, die den Hormonhaushalt regulieren, deine Gebärmutter stärken oder auch chronische Schmerzen lindern können? Ich wusste das vor Jahren auch noch nicht und habe Heilpflanzen immer unterschätzt oder als Humbug abgestempelt. Ich gieße Heilpflanzen sehr gerne als Tee auf und trinke die Teemischungen immer dann, wenn sich Beschwerden bemerkbar machen, oder um Beschwerden schon vorab entgegenzuwirken.

Wusstest du, dass ...

... die heutigen Medikamente ihren Ursprung in den alten Heilkräutern haben? Aspirin wurde beispielsweise aus der Weidenrinde gewonnen und Herzmedikamente aus der Fingerhut-Pflanze (Digitalis).

Hilfreiche Heilkräuter

- **Frauenmantel:** Die in dieser Pflanze enthaltenen Pflanzenhormone ähneln dem Progesteron im weiblichen Körper. Dadurch hilft Frauenmantel-Tee vor allem bei der Regulierung des Hormonhaushalts, außerdem gilt er als bewährt bei Entzündungen und gegen Periodenschmerzen.
- **Mönchspfeffer:** Seit über 2500 Jahren wird er bereits bei vielen gynäkologischen Beschwerden verwendet. Mönchspfeffer wird häufig bei Unfruchtbarkeit, PMS und/oder Endometriose eingesetzt. Er soll ebenfalls den Hormonhaushalt regulieren und sich positiv auf

Unterleibsbeschwerden auswirken. Die Einnahme von Mönchspfeffer solltest du aber bitte immer vorher mit deinem behandelnden Arzt absprechen. Dein Arzt kann dir auch ein Mönchspfeffer-Präparat verschreiben.

Achtung: Während der Einnahme der Pille, aber auch während Schwangerschaft und Stillzeit wird von der Einnahme von Mönchspfeffer abgeraten. Er kann nämlich (unerwünschte) Wechselwirkungen hervorrufen.

- **Schafgarbe:** Durch ihre Bitterstoffe wirkt sie verdauungsfördernd, kann also ein sinnvoller Begleiter für dich sein, wenn du häufig an Darmbeschwerden, Blähungen oder Verstopfungen leidest. Schafgarbe lässt sich nicht nur als Tee, sondern auch als Sitzbad gegen krampfartige Unterleibsschmerzen zubereiten.
- **Himbeerblätter:** Diese Heilpflanze kann besonders unterstützend beim Aufbau der Schleimhäute sein und wirkt zudem krampflösend. Himbeerblätter-Tee kann den Unterleib entspannen und sogar die Beckenbodenmuskulatur lockern. Man kann auch (in Absprache mit einem Arzt) eine sogenannte Himbeerblätter-Kur machen und sie therapiebegleitend bei Endometriose einsetzen.

Rezept für den Endometriose-Tee à la Vivian

Du benötigst:

- 30 g Frauenmantel
- 30 g Himbeerblätter
- 30 g Brennnesselblätter
- 30 g Schafgarbenkraut
- Nach Wunsch zusätzlich 30 g Ringelblumenblüten oder 30 g Kamille

Diese Heilkräuter mischst du zusammen und füllst den Endometriose-Tee in eine fest schließende Dose oder in ein anderes dunkles Gefäß. Lagere den Tee am besten kühl, trocken und luftdicht verschlossen. Verwende dafür bitte keine Gläser, weil sich darin die Wirkung abschwächen kann.

Anwendung: Du kannst nun 2–3 Teelöffel der Teemischung in 150 ml *warmem* Wasser ziehen lassen. Bitte nutze dafür kein kochendes Wasser. Denn auch dabei kann die Wirkung der einzelnen Heilpflanzen schwinden. Lass den Tee ungefähr 10–15 Minuten ziehen. Ich trinke 2–3 Tassen der Endometriose-Teemischung über den Tag verteilt. Er schmeckt sogar nicht mal schlecht. Aber das Wichtigste ist für mich immer noch die Wirkung und nicht der Geschmack. Und für die Schleckermäuler unter uns: Du kannst den Tee auch noch mit einem halben Teelöffel (Manuka-)Honig süßen.

Entzündungshemmende Functional Foods

Die Goldene Milch

Vor langer Zeit bin ich durch die Bloggerin Myra Snöflinga auf die »Goldene Milch« gestoßen. Auf ihrer Website (siehe Liste nützlicher Websites und Links über den QR-Code im Anhang auf S. 218) findest du ganz viele interessante Informationen und Erfahrungen darüber.

Ich durchforstete mal wieder das Internet nach Tipps gegen meine Beschwerden. Das war noch lange vor meiner Diagnose. Ich habe mir Studien und Erfahrungsberichte anderer Menschen durchgelesen und war auf Anhieb begeistert. Sofort war klar: Das muss ich ausprobieren! Gesagt, getan – alle Zutaten bestellt, und los ging's. Aber zurück zum Anfang. Was ist »Goldene Milch«? Das Rezept stammt aus der traditionellen indischen Heilkunst, dem Ayurveda (übersetzt »Wissen vom Leben«). Die klassische Goldene Milch besteht im Prinzip nur aus Kurkuma(-Paste) und warmer Pflanzenmilch (Hafer oder Mandel). (Rezept für Kurkuma-Paste siehe unten). Vom kräftigen Orange der Kurkumawurzel, das in Verbindung mit der Milch zu einem satten Gelbton wird, bekam das Getränk den schönen Namen »Goldene Milch«. Du kannst sie natürlich mit weiteren Zutaten anreichern: Ich habe immer noch Gerstengras, Hagebutte, Ashwagandha und manchmal auch noch Ingwer hinzugefügt (Rezepte siehe S. 114).

- **Kurkuma:** Die Gelbwurz ist ein Ingwergewächs und sieht sogar aus wie eine kleine Ingwerwurzel. Nur eben in Orange. Kurkuma wird schon lange in der Traditionellen Chinesischen Medizin verwendet. Der Wirkstoff, der in Kurkuma enthalten ist, heißt Curcumin und hat eine entzündungshemmende und schmerzlindernde Wirkung. Viele Menschen sagen der Kurkumawurzel auch noch weitere positive Eigenschaften nach, wie beispielsweise die Verbesserung der Verdauung und ein schnelleres Wachstum von Haaren, Nägeln und Haut. Leider sind diese Berichte nicht wissenschaftlich bewiesen. Aber wenn wir ehrlich sind: Haben unsere eigenen Erfahrungen oftmals nicht mehr Gewicht als wissenschaftliche Studien?
- **Gerstengras:** Es gehört zur Familie der Süßgräser, und wie Kurkuma bietet uns auch Gerstengras viele gesundheitliche Vorteile. In Gerstengras sind sehr viel Vitamin B1 und C, Magnesium, Calcium, Eisen und sehr viele Proteine enthalten. Gerstengras reguliert den Säure-Basen-Haushalt, stärkt das Immunsystem, ist gut für die Darmflora, beeinflusst ebenfalls das Wachstum von Haaren, Nägeln und Haut und wirkt zudem auch noch entzündungshemmend.

  Doch da Gerstengras sehr ballaststoffreich ist, muss sich der Darm erst mal daran gewöhnen. Wenn du also an einer chronisch entzündlichen Darmerkrankung leidest, beachte bitte Folgendes: Wenn du momentan einen akuten Schub hast, solltest du erst mal auf die Einnahme von Gerstengras verzichten und dafür unbedingt zuerst die Entzündung hemmen und dann deine Darmschleimhaut wieder aufbauen. Erst dann ist sie wieder in der Lage, die wertvollen Nährstoffe von Gerstengras vollständig aufzunehmen.

- **Ashwagandha:** Sie ist eine der wichtigsten Heilpflanzen in der Heilkunde des indischen Ayurveda und stammt aus der Familie der Nachtschattengewächse. Bei uns in Deutschland kennt man sie auch als »Winterkirsche«, »Schlafbeere« oder »indischer Ginseng«. Das Sanskrit-Wort *Ashwagandha* bedeutet »Geruch des Pferdes«. Der Geruch der Ashwagandha-Wurzeln erinnert stark an Pferde. Es werden auch nicht die Früchte verwendet, sondern die Wurzeln und Blätter der Pflanze. Auch diese Pflanze vereint viele positive Eigenschaften: Sie ist stressreduzierend, hormonausgleichend und schlaffördernd. Sie soll aber auch eine Schilddrüsenunter- bzw. Schilddrüsenüberfunktion regulieren können. Zudem kann sie sie gegen Müdigkeit und Antriebslosigkeit wirken. Wie bei allen sehr potenten Heilpflanzen sollte man nach einer Anwendung von 4–6 Wochen eine Pause einlegen und vorübergehend auf ein anderes Heilkraut umsteigen. Die Pause verhindert mögliche unerwünschte Langzeitwirkungen und sorgt dafür, dass die erwünschte Wirksamkeit der Ashwagandha erhalten bleibt und sich nicht infolge der Gewöhnung verliert. Doch auch diese Reaktion verläuft sehr individuell. Deshalb höre auf deinen Körper, ob dir eine Einnahmepause guttut oder dein Körper eine durchgehende Einnahme besser verträgt. Hier gibt es kein Richtig oder Falsch.
- **Hagebutte:** Mit ihrem hohen Vitamin-C-Gehalt stärkt die Hagebutte Knochen und Gelenke sowie das Immunsystem und hilft so bei der Abwehr krank machender Viren und Bakterien, aber auch gegen Pilze. Das rote »Herbstfrüchtchen« hat eine antioxidative Wirkung, die für mich mit meinem Rheuma beispielsweise wichtig war und ist. Der Tee aus den getrockneten Hagebuttenschalen tut überdies der Blase gut und kann bei Endometriose in und an der Blase, bei Harnwegserkrankungen oder Harnsteinen helfen.

Rezept für die kalte Goldene Milch

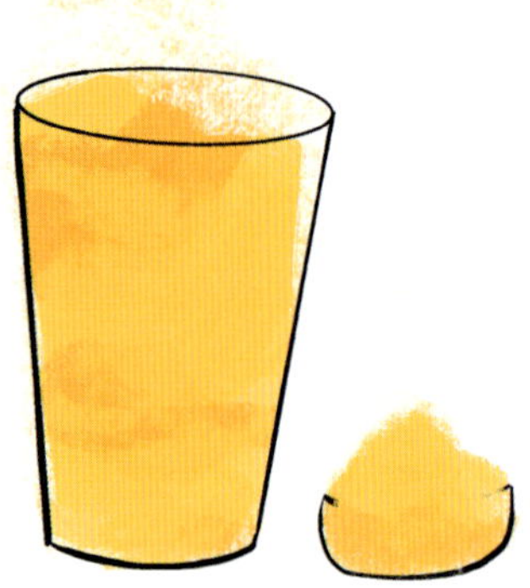

- 2 Teelöffel Kurkuma-Pulver
- 1–2 Teelöffel Gerstengras-Pulver (taste dich hier langsam ran und steigere die Dosis allmählich, siehe oben)
- 1 Teelöffel Ashwagandha
- 1 Teelöffel getrocknete Hagebuttenschalen
- 1 Prise schwarzer Pfeffer
- 1 Schuss Öl (Leinöl, Omega-3-Öl oder CBD-Öl)
- 200 ml Orangensaft (100 Prozent Fruchtsaft) oder eine Flüssigkeit deiner Wahl. Für die Mutigen: Wasser geht natürlich auch. Mit Orangensaft ist der Geschmack ein wenig angenehmer.

Verrühre alle Zutaten miteinander – und fertig ist deine Goldene Milch.

Rezept für die warme Goldene Milch (»Kurkuma-Latte«)

- 2 Teelöffel Kurkuma-Pulver
- 1 Teelöffel Ingwer-Pulver
- ½ Teelöffel Zimt-Pulver
- 1 Prise schwarzer Pfeffer
- 1 Schuss Kokosöl
- Bei Bedarf für Süße: 1 Schuss Honig
- 200 ml pflanzliche Milch (mein Geheimtipp: Alpro Kokosnuss Original)

Erwärme deine pflanzliche Milch. Bitte nur erwärmen und nicht aufkochen. Rühre dann alle Zutaten ein, bis keine Klümpchen mehr vorhanden sind. Und fertig ist dein Kurkuma-Latte.

Tipp

Wenn du die Goldene Milch geschmacklich nicht runterbekommst: Mittlerweile gibt es die verschiedenen Superfoods auch in Kapseln abgefüllt. Die Hülle der Kapseln ist rein pflanzlich. Auch für unterwegs sind die Kapseln handlicher. In diesen Kapseln ist wirklich nur das reine Pulver enthalten, keine weiteren unnötigen Zusatzstoffe. Bitte achte darauf, dass sowohl das Pulver als auch die Kapseln eine gute Bio-Qualität haben.

Rezept für die Kurkuma-Paste

Die Kurkuma-Paste ist – in ein fest verschließbares Glas gefüllt – im Kühlschrank rund eine Woche lang haltbar und du rührst sie ganz einfach täglich in die Milch oder Flüssigkeit deiner Wahl ein. Ich gebe immer 1 Teelöffel der Paste in ca. 250 Milliliter Pflanzenmilch. Du benötigst:

- 7 x 2 Teelöffel Kurkuma-Pulver
- 2 Teelöffel Ingwer-Pulver (nach Belieben)
- 1–2 Teelöffel Zimt-Pulver (nach Belieben)
- 4–6 Teelöffel Kokosöl (je nachdem, wie dick deine Paste sein soll)
- 1 Prise schwarzen Pfeffer

Alle Zutaten (erst ohne das Kokosöl) in einem Behälter miteinander vermischen. Dann das Kokosöl nach und nach einrühren, bis die gewünschte Konsistenz erreicht ist. Fülle die fertige Kurkuma-Paste in ein sauberes wiederverschließbares Glas und bewahre sie im Kühlschrank auf. (Du kannst statt des Kurkuma-Pulvers auch geriebene frische Kurkuma verwenden.)

Goldene Milch

Elisa (Instagram: @travelinlovemotion) ist ebenfalls von Endometriose betroffen und berichtet von ihren persönlichen Erfahrungen

»Im Dezember 2021 wurde mir als Diagnose der Verdacht auf Endometriose mitgeteilt, und ich sollte bereits zwei Wochen später operiert werden. Da meine Entzündungswerte jedoch sehr hoch waren, stand der Termin auf der Kippe. Mir wurde von den Schwestern ein Antibiotikum angeboten, doch da ich meinen Körper vor so einer OP nicht noch mehr schwächen wollte, hielt ich Rücksprache mit meinem Arzt vom Endometriose-Zentrum. Gemeinsam entschieden wir uns gegen das Antibiotikum, und ich sollte dafür viel Entzündungshemmendes zu mir nehmen. Daher trank ich jeden Abend eine warme Goldene Milch mit Hafermilch angerührt. Nach einer Woche wurden meine Werte kontrolliert, und sie hatten sich bereits so verbessert, dass der OP-Termin nicht mehr auf der Kippe stand. Daher trank ich die Goldene Milch jeden Abend weiter bis zur Operation, wo meine Werte sehr gut waren.

Auch nach der OP trinke ich nun die Goldene Milch mindestens einmal pro Woche weiter. Vor allem wenn ich wieder an einem Endobelly leide oder generell Schmerzen durch die Endometriose auftreten, hilft sie mir schnell. Manchmal dosiere ich sie stärker, auch wenn sie mir dann manchmal zu scharf wird, manchmal schwächer. Da ich zusätzlich noch unter starkem Haarausfall leide, mische ich mir noch Gerstengras unter und bin sehr glücklich über meine nachwachsenden Baby-Härchen. Für mich steht fest, dass ich auf die Goldene Milch nicht mehr verzichten möchte.«

Nahrungsergänzungsmittel

Nahrungsergänzungsmittel (NEM) sind Lebensmittel-Produkte, die einen hohen Anteil an Vitaminen, Mineralstoffen und Spurenelementen enthalten. Sie werden beispielsweise als Tabletten, Kapseln, Brausetabletten sowie in Pulver- oder flüssiger Form auf dem Markt angeboten. Nahrungsergänzungsmittel sind Lebensmittel und keine Arzneimittel. Von unseren normalen Lebensmitteln unterscheiden sie sich in ihrer Form und vor allem (sehr wichtig!) in ihrer Dosierung. Sie sollen eine Ergänzung der gesunden Ernährung sein und unseren Körper gezielt mit wichtigen Vitaminen und Mineralstoffen versorgen.

Wenn du dich allerdings ungesund ernährst und einen ungesunden Lebensstil hast, kannst du dies nicht einfach mit ein paar Nahrungsergänzungsmitteln ausgleichen. Sie sind da, um deine gesunde Ernährung zu unterstützen – aber nicht, um eine solche zu ersetzen.

Die richtigen Nahrungsergänzungsmittel können ebenfalls Beschwerden lindern – aber nicht nur die von Endometriose oder Adenomyose Betroffenen. Unser Körper braucht ganz allgemein bestimmte Vitamine und Mineralstoffe, damit alle Systeme vernünftig funktionieren. Aber bevor du nun anfängst, dir die verschiedensten Nahrungsergänzungsmittel zu bestellen, besprich dies erst mit deinem behandelnden Arzt. **Man soll nie wahllos irgendwelche Nahrungsergänzungsmittel zu sich nehmen.** Anhand deines Blutbilds lässt sich feststellen, woran genau du einen Mangel hast und wie und mit welchen Nahrungsergänzungsmitteln du ihn beheben kannst. Aus meiner persönlichen Erfahrung heraus kann ich dir aber sagen, dass viele Ärzte viele Werte als »normal« betrachten. Aber nur weil ein Wert in den Referenzbereich passt, bedeutet dies nicht automatisch, dass dieser Wert als solcher auch wirklich gut ist. Hier solltest du, wenn du unsicher bist, die Werte kritisch hinterfragen. Ansonsten kann es auch helfen, dir einen Naturmediziner oder einen Heilpraktiker an deine Seite zu holen.

Gemeinsam könnt ihr dann deine Blutwerte noch einmal genau durchgehen und schauen, welche Nahrungsergänzungsmittel dich bei deinen Beschwerden noch positiv unterstützen können. Ich möchte dir hier trotzdem ein paar »gängige« Nahrungsergänzungsmittel vorstellen, die vielleicht zur Linderung deiner Beschwerden beitragen können.

Magnesium

Wenn ich mich, aus welchem Grund auch immer, auf ein einziges Nahrungsergänzungsmittel beschränken müsste, würde ich mich immer für Magnesium entscheiden, denn Magnesium ist ein wahrer Allrounder und lässt sich gegen viele Beschwerden einsetzen. Magnesium hat viele positive Eigenschaften und kann Schmerzen vor und während der Periode lindern. Zudem kann es entkrampfend wirken, gegen Migräne helfen, und auch bei emotionalen Schwankungen durch das prämenstruelle Syndrom (PMS) kann eine erhöhte Magnesiumzufuhr hilfreich sein. Du findest Magnesium aber auch natürlich: in vielen Vollkornprodukten, in Nüssen und Weizenkleie. Es wird empfohlen, eine hohe Dosis (rund 400 mg) Magnesium über den Tag verteilt einzunehmen.

Omega-3-Fettsäuren

Auch Omega-3 zählt zu den wichtigsten Nahrungsergänzungsmitteln für Menschen, die an Endometriose und Co. leiden, zu den bekanntesten Omega-3-Fettsäuren gehören EPA (Eicosapentaensäure) und DHA (Docosahexaensäure). Omega-3-Fettsäuren werden oftmals wegen ihrer antientzündlichen und schmerzlindernden Eigenschaften empfohlen. Unser Körper braucht sogenannte essenzielle Fettsäuren, das sind bestimmte mehrfach ungesättigte Fettsäuren, kann sie aber nicht selbst herstellen. Wir müssen sie also mit der Nahrung aufnehmen und unseren Körper auf diese Weise unterstützen. Deshalb ist zusätzlich zu einer gesunden Ernährung mit fettreichen Fischen (Lachs, Makrele und Thunfisch) die Zufuhr von Omega-3 sinnvoll. Eine vegane Alternative wäre das Algenöl. Achte bitte auch hier darauf, dass es ein reines und qualitativ hochwertiges Öl ist. Du bekommst es auch in Kapselform.

Es gibt tolle Studien über Endometriose und Omega-3. Eine Studie zeigte in einem Tierversuch, dass Omega-3-Fettsäuren das Wachstum neuer Endometriose-Herde verlangsamen konnten.(16) Diese Studie hat mir die Augen geöffnet und mir bestätigt, was ich genauso empfinde. Deshalb darf Omega-3 bei mir in meiner täglichen Routine auch nicht mehr fehlen. Aber bitte trotz aller Begeisterung nicht überdosieren!

Eisen

Eisen ist für unseren Körper lebenswichtig, es sorgt dafür, dass sich Sauerstoff im Hämoglobin bindet, das diesen im Blutkreislauf transportiert. Der »rote Blutfarbstoff« Hämoglobin besteht zu einem Großteil aus Eisen.

Leider ist ein Eisenmangel bei Endometriose- und Adenomyose-Betroffenen keine Seltenheit. Ihr Risiko, einen Eisenmangel zu entwickeln, ist erhöht. Wird unser Eisenbedarf nicht gedeckt, kann es zu einem Eisenmangel und damit zu einer Anämie (»Blutarmut«) kommen. Ein Eisenmangel kann die verschiedensten Beschwerden verursachen, wie zum Beispiel Müdigkeit, Schwindel, Blässe und ein allgemeines Schwächegefühl. Deshalb ist es auch hier oftmals notwendig, den Eisen-Spiegel im Blut mit Eisenpräparaten entsprechend hoch zu halten.

Vitamin C und Vitamin E

Es wird häufig behauptet und darüber spekuliert, dass oxidativer Stress auch in Bezug auf die Endometriose eine große Rolle spielt. Außerdem sollen

Antioxidantien Beschwerden bei Endometriose lindern. Auch hier möchte ich mich sehr gerne auf eine Studie beziehen[17], an der rund 60 Endometriose-Betroffene teilnahmen. Sie wurden in zwei Gruppen aufgeteilt: Die eine Gruppe erhielt acht Wochen lang täglich 1000 Milligramm Vitamin C und 800 Einheiten Vitamin E, die andere Gruppe ein sogenanntes Placebo, ein Scheinmedikament ohne Wirkstoff. Am Studienende wurde das Blut der Teilnehmerinnen kontrolliert und festgestellt, dass die Teilnehmerinnen mit dem »echten« Vitamin-Präparat deutlich weniger Marker für oxidativen Stress aufwiesen als die Kontrollgruppe. Die Studienteilnehmerinnen berichteten zudem von einer Reduzierung ihrer Unterleibsschmerzen. Die Forscher sind nach der Studie davon überzeugt, dass die Einnahme von Vitamin C und Vitamin E Beschwerden aufgrund der Endometriose lindern können.

Die Ernährung bei Endometriose

Zugegeben, die Ernährung zählt nicht gerade zu meinen Stärken. Ich habe mich lange bei dem Thema zurückgehalten, weil die richtige Ernährung viel zu individuell ist. Jeder von uns verträgt etwas anderes, und jedem von uns tut etwas anderes gut. Trotzdem möchte ich dir heute die Grundlagen der passenden Ernährung bei Endometriose und Adenomyose vorstellen, denn die Ernährung kann einen großen Einfluss auf deine Beschwerden und Schmerzen haben. Es ist immer ein »Kann« und kein »Muss«. Ob etwas auch für dich stimmt, erfährst du erst, wenn du es selbst ausprobiert hast. Leider gibt es nur wenige gesicherte Erkenntnisse über die Ernährung bei Endometriose.

Viele Lebensmittel fördern Entzündungen in unserem Körper. Bei einer Erkrankung, die durch Entzündungen begünstigt wird, macht es Sinn, auf diese Lebensmittel zu verzichten. Es wird daher empfohlen, sich nach einer ausgewogenen, nährstoffreichen, entzündungshemmenden und am besten rein pflanzlichen Ernährungsweise zu richten.

Wenn du den Entschluss gefasst hast, deine Ernährung umzustellen, kann es hilfreich sein, wenn du ein Ernährungstagebuch führst. Darin kannst du notieren, wie dein Körper auf bestimmte Lebensmittel reagiert. Schreib dort alle Lebensmittel und auch alle Symptome auf, die du im Rahmen deiner Ernährungsumstellung zu dir nimmst bzw. feststellst. Aber beachte bitte, dass eine Ernährungsumstellung Zeit braucht. Fang nicht an, radikal auf alles zu verzichten, sondern verändere deine Ernährung ganz allmählich. Alles step by step.

Lebensmittel, die dich mit ihren Inhaltsstoffen positiv unterstützen

Gesunde Lebensmittel erkennst du an einem hohen Gehalt an Vitaminen, sekundären Pflanzenstoffen, Ballaststoffen, komplexen Kohlenhydraten und wertvollen Fettsäuren.

Das heißt im Klartext: Iss viel frisches Obst und Gemüse und verzichte vor allem auf rotes Fleisch, Wurstwaren sowie Softdrinks & Limonade, auf »Süß- und Knabberkram«. Wir alle sollten also lieber weniger verarbeitete und dafür mehr naturbelassene Lebensmittel konsumieren, also weniger Fertiggerichte, Konserven und Fast Food. Und mehr Mahlzeiten aus frischen Zutaten selber kochen! Wenn Du magst, kannst du dir ja mal die Empfehlungen der Deutschen Gesellschaft für Ernährung anschauen (siehe Liste nützlicher Websites und Links über den QR-Code im Anhang auf S. 218).

Hier darfst du herzhaft zulangen:

- **Frisches Gemüse:** Orientiere dich hierbei an deinen Vorlieben, greif beispielsweise zu Auberginen, Brokkoli, Blumenkohl, Fenchel, Pilzen, Mohrrüben, Salat, Spargel, Spinat, Tomaten, Zucchini oder milchsauer eingelegtem (fermentiertem) Gemüse nach Art des koreanischen Kimchi. Aufblähende Gemüse wie etwa Hülsenfrüchte und bestimmte Kohlsorten solltest du lieber links liegen lassen.

- **Frisches Obst:** Empfehlenswert sind fruchtzuckerarme Obstsorten, etwa Äpfel, Erdbeeren, Heidelbeeren, Himbeeren, Johannisbeeren, Pflaumen, Pfirsiche und Wassermelonen. Es wird zu einer täglichen Verzehrmenge von 200 g Obst geraten. Das entspricht ungefähr zwei Portionen.
- **Weißes Fleisch:** Dazu zählt neben Fisch auch Geflügel, etwa Huhn und Pute. Warum du eher weißes Fleisch als rotes Fleisch essen solltest, erfährst du weiter unten im Abschnitt »Darauf solltest du verzichten«.
- **Kaltgepresste Öle:** Du kannst für deine gesunde Ernährung Leinöl, Olivenöl und Rapsöl nutzen. Das sind die »guten Fette«, die unser Körper für seinen Stoffwechsel benötigt.
- **Getränke:** Bitte achte darauf, täglich mindestens 2 Liter Flüssigkeit zu dir zu nehmen. Empfehlenswert sind stilles Wasser und ungesüßter Tee. Kohlensäure kann deinen Darm negativ beeinflussen und sogar bewirken, dass du einen Blähbauch bekommst.

Darauf solltest du verzichten:

- **Produkte mit Kuhmilch**: Tierische Milchprodukte fördern die Entzündungen im Körper. Greife hier lieber zu einer pflanzlichen Alternative, trink zum Beispiel Hafermilch oder Mandelmilch. Viele Betroffene leiden außer an ihrer Endometriose auch an einer Laktoseintoleranz – das ist eine Unverträglichkeit von Milchzucker (Laktose). Auch ihnen wird selbstverständlich geraten, auf (tierische) Milchprodukte zu verzichten.
- **Lebensmittel mit viel Transfettsäuren:** Transfette kommen vorwiegend in frittierten, stark verarbeiteten Lebensmitteln sowie in Süßigkeiten, Knabberzeug und Fast Food vor. Eine Studie besagt, dass Frauen, die häufig Transfette zu sich nehmen, ein erhöhtes Risiko haben, an Endometriose zu erkranken.[29] Süßigkeiten, Knabberkram und Fertiggerichte sind also grundsätzlich und immer ungesund, sie sollten deshalb auf deinem Speisezettel die Ausnahme bleiben.

- **Verzehr von rotem Fleisch und verarbeiteter Wurst:** Auch dies begünstigt die Entzündungen in deinem Körper. Zudem trägst du damit ein erhöhtes Risiko für die Entwicklung von Endometriose. Am besten verzichtest du komplett auf Fleisch. Es gibt mittlerweile großartige Fleischersatzprodukte, bei denen du geschmacklich kaum einen Unterschied merkst. Wenn du aber nicht ohne Fleisch kannst oder möchtest, dann greif lieber zu hellem Fleisch, wie Hähnchen oder Pute – und am besten in Bio-Qualität.
- **Gluten:** Auch wenn du nicht an einer Glutenunverträglichkeit leidest, solltest du weitgehend auf Weizenmehlprodukte verzichten. Laut einer Studie konnten viele Betroffene durch eine glutenfreie Ernährung eine Verringerung ihrer Schmerzen erreichen.[28] Der Verzicht auf Gluten kann sich also auch positiv auf deine Endometriose und die damit einhergehenden Beschwerden auswirken. Seitan besteht übrigens auch aus Weizeneiweiß!
- **Sojaprodukte:** Dazu zählen auch Sojamehl, Sojasprossen, Sojabohnen und Tofu. Soja enthält Phytoöstrogene, die deinen Hormonhaushalt stören können. **Achtung:** Und auch wenn du an einer Histaminunverträglichkeit oder einer Schilddrüsenunterfunktion leidest, solltest du auf Soja verzichten!
- **Tierische Fette:** Bei einer gesunden und ausgewogenen Ernährung musst du nicht auf Fette verzichten. Fette sind sogar lebensnotwendig. Verzichte aber auf tierische Fette wie Butter und Schmalz und greife lieber zu hochwertigen Pflanzenölen mit einem großen Anteil an einfach ungesättigten Fettsäuren.
- **Alkohol:** Kurz und knapp: Alkohol – insbesondere bei regelmäßigem Genuss – schädigt deine Gesundheit und fördert Entzündungsprozesse in deinem Körper.
  Achtung: Wenn du an einer Histaminintoleranz leidest, verzichte weitestgehend auf Alkohol. Alkohol ist ein »Histaminliberator« und hemmt

somit den Abbau von Histamin. Rotwein zum Beispiel ist eine richtige »Histaminbombe«.
Ich habe mit den Jahren gemerkt, dass ich immer weniger Alkohol vertrage, und verzichte deshalb schon seit Jahren darauf.

- **Nikotin:** Hierbei handelt es sich um ein Genuss- bzw. Nervengift. Darauf solltest du dringend verzichten. Ich selbst habe auch direkt nach meiner Diagnose mit dem Rauchen aufgehört, und dies war die beste Entscheidung, die ich je hätte treffen können. Natürlich war es schwer, aber mein Wille war stärker. Gesundheitlich geht es mir dadurch viel besser, und ich spare enorm viel Geld. (Dieses Geld kann ich sinnvoller in meine Gesundheit investieren!) Zudem ist es eine Belastung weniger für meinen Körper. Wenn du mit dem Rauchen aufhören willst, kann ich dir die App »Kwit« empfehlen, bei vielen Menschen funktioniert es auch mit Akupunktur gut.

Lebensmittel haben auch einen Einfluss auf unseren Hormonhaushalt. Es gibt einige Lebensmittel, die unser Östrogengleichgewicht stören, und dies kann sich negativ auf die Endometriose auswirken. Darunter können folgende Lebensmittel sein:

- Fertigprodukte (Fast Food)
- Alkohol
- Rotes Fleisch
- Süßigkeiten und gezuckerte Getränke
- Koffein
- Glutenhaltige Lebensmittel
- Lebensmittel, die stark gewürzt sind und/oder viel zu viel Salz enthalten
- Transfettsäuren

Die Nährwerttabelle von Prof. Dr. Hartmut Fröleke[20] hat mir geholfen, die jeweiligen Nährstoffe in bestimmten Lebensmitteln besser zu verstehen. Auf den nächsten beiden Seiten folgt ein kleiner Auszug daraus.

Vitamin C (empfohlene Tagesdosis: 95 mg)	
1 Glas Acerolasaft (200 ml)	3000 mg
1 mittlere rote Paprika, roh (200 g)	280 mg
1 mittlere Orange (260 g)	67 mg
Magnesium (empfohlene Tagesdosis: 300 mg)	
1 Esslöffel Kürbiskerne (15 g)	60 mg
1 mittlere Banane (150 g)	45 mg
1 Esslöffel Kakaopulver (5 g)	21 mg
Calcium (empfohlene Tagesdosis: 1000 mg)	
1 Portion Mozzarella (50 g)	316 mg
150 g Grünkohl	310 mg
190 g Spinat	222 mg
Selen (empfohlene Tagesdosis: 30–70 mcg)	
200 g Steinpilze, roh	368 mcg
250 g Lachs	77 mcg
1 Esslöffel Leinsamen (10 g)	6 mcg
Vitamin E (empfohlene Tagesdosis: 12 mg)	
1 Esslöffel Weizenkeimöl (10 g)	17 mg
1 Esslöffel Margarine (10 g)	7 mg
10 Haselnüsse (10 g)	3 mg
Omega-3-Fettsäuren (empfohlene Tagesdosis: 250 mg)	
250 g Lachs	6,5 g
150 g Thunfisch	5,2 g
1 Esslöffel Rapsöl (10 g)	1 g
Vitamin B6 (empfohlene Tagesdosis: 1,2 mg)	
250 g Lachs	2,45 mg
200 g Hähnchenbrust	1 mg
1 Esslöffel Maiskörner (25 g)	0,1 mg

Zink (empfohlene Tagesdosis: 7 mg)	
125 g Schweineleber	7,9 mg
100 g Rindfleisch	4,4 mg
1 Scheibe Gouda (30 g)	1,1 mg
Vitamin A (empfohlene Tagesdosis 800 mcg)	
150 g Süßkartoffeln	2139 mcg
1 Eigelb (20 g)	177 mcg
1 Esslöffel Butter/Margarine (10 g)	65 mcg
Eisen (empfohlene Tagesdosis: 10–15 mg)	
125 g Schweineleber	22 mg
1 Esslöffel Kürbiskerne (15 g)	1,8 mg
1 Esslöffel Pistazien (8 g)	0,6 mg

Wie ich dir bereits mitgeteilt habe, gehörte das Thema Ernährung nicht unbedingt zu meinen Stärken. Um es besser zu verstehen, habe ich mich viel belesen und bin dann auf diese Nährwerttabelle gestoßen. Ich wusste vorher zum Beispiel nicht, dass ich mit nur einer mittelgroßen roten Paprika bereits fast das Dreifache der empfohlenen Tagesdosis an Vitamin C zu mir nehmen kann. Oder dass es noch lange nicht ausreicht, nur ein bisschen Lachs zu essen, um meinen Omega-3-Bedarf zu decken. Dasselbe gilt für etliche weitere Nährstoffe. War dir das bewusst? Ich habe dadurch ein besseres Gefühl für Lebensmittel und deren Nährstoffe bekommen und beziehe dieses Wissen bis heute in meine Ernährung mit ein.

Entzündungshemmende Gewürze

Verwende am besten in deiner Endometriose-Ernährung entzündungshemmende Gewürze und Heilkräuter, damit kannst du deinen Körper noch zusätzlich einfach und unkompliziert unterstützen. Außerdem lassen sich Gerichte mit Gewürzen leicht aufpimpen und abwandeln.

Diese Gewürze und Heilkräuter wirken entzündungshemmend:

- Kurkuma
- Chili
- Pfefferminze
- Thymian
- Majoran
- Oregano
- Basilikum
- Rosmarin
- Petersilie
- Koriander
- Anis
- Kerbel
- Fenchel
- Salbei
- Baldrian
- Kreuzkümmel
- Schwarzer Pfeffer

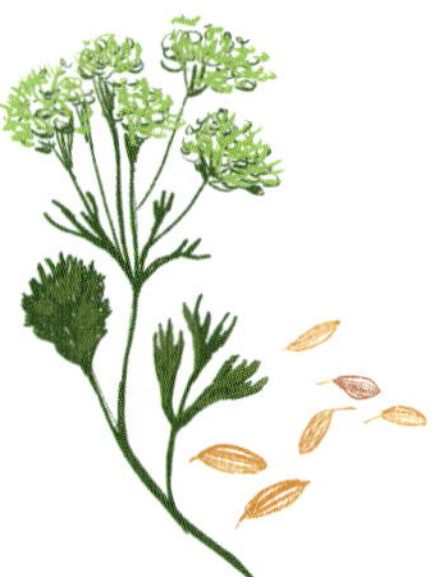

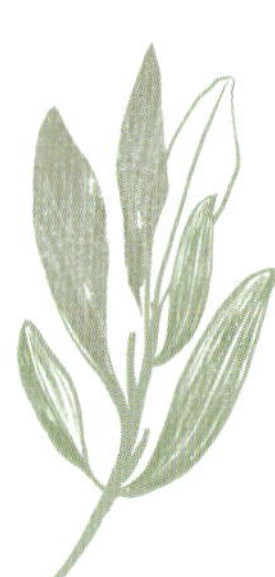

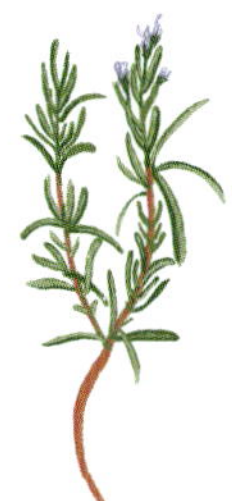

Tipp

Hier findest du meine persönlichen Lieblingsgerichte für Frühstück, Mittag- und Abendessen. Sie sind schnell zubereitet und gleichzeitig gesund. Deshalb sind sie meine absoluten Favoriten.

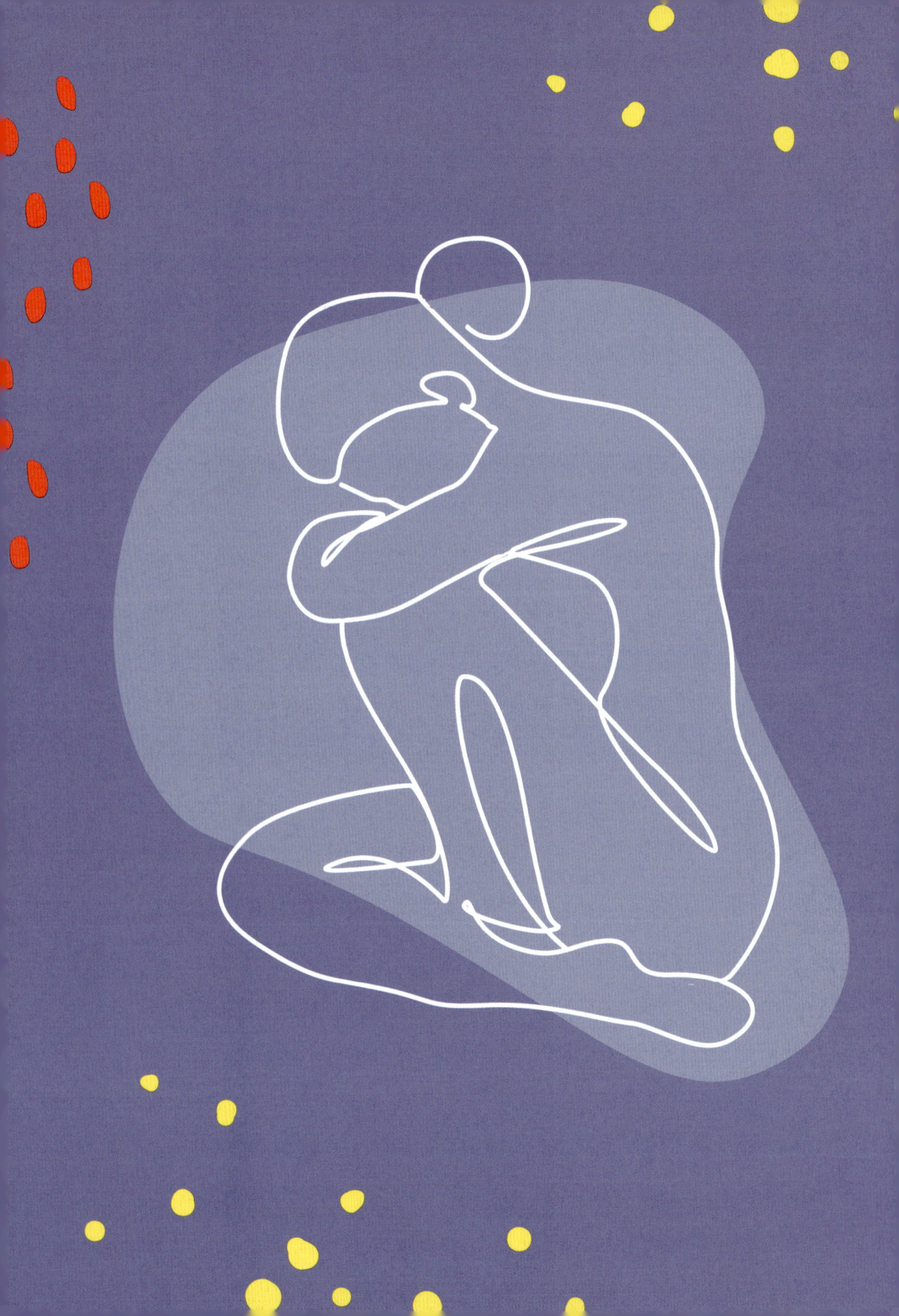

KAPITEL 4

Endometriose und Psyche

Wenn die Seele leidet

Wichtig vorab: Endometriose ist keine psychische Erkrankung, auch wenn Außenstehende uns das oft einreden wollen. Viele Studien belegen, dass Endometriose neben körperlichen Beschwerden auch psychische Symptome hervorbringen kann. Für viele Betroffene ist eine chronische Erkrankung, in diesem Fall die Endometriose, eine große psychische Belastung, die dazu führt, dass sich das Stresslevel erhöht.[23, 24] Die Lebensqualität ist bei an Endometriose Erkrankten erwiesenermaßen stärker eingeschränkt als bei Rheuma- oder Krebspatienten oder auch bei Patienten mit einer Herzschwäche. Wahnsinn, oder?

Man darf die psychischen Auswirkungen chronischer Erkrankungen, insbesondere solche der Endometriose, nicht außer Acht lassen!

Wichtig: In jedem Fall ist es ratsam, sich professionelle Hilfe in Form einer Psychotherapie zu suchen. Damit bist du dann niemals allein und du musst auch damit nicht allein fertig werden.

Es kann einige Wochen, sogar Monate dauern, bis man einen Therapieplatz in einer psychotherapeutischen Praxis bekommt. Um diese Wartezeit zu überbrücken, habe ich für dich ein paar Hilfsangebote aufgelistet, die du für diese Zeit oder als Ergänzung zu einer Therapie in Anspruch nehmen kannst.

Psychologische Hilfe:

- Nummer der Telefonseelsorge (kostenfrei): 0800/1110111 – Es werden auch E-Mail-Beratung, Chat-Beratung und Face-to-Face-Beratung angeboten.
- Infotelefon Depression (Deutsche Depressionshilfe): 0800/3344533 – Hier erhältst du Informationen zur Erkrankung Depression.

- U25 Deutschland: www.u25-deutschland.de – Hier gibt es E-Mail-Beratung für Jugendliche und junge Erwachsende in Krisensituationen.
- Nummer gegen Kummer (kostenfrei): 116111 (Kinder- und Jugendtelefon) und 0800/1110550 (Elterntelefon)

Panikattacken

Unter einer Panikattacke versteht man einen Zeitraum, in dem sich extremes Leid und extreme Angst in einem Menschen »zusammenballen«. Panikattacken zählen zu den Angststörungen und treten ohne einen expliziten oder ersichtlichen Grund auf – quasi aus heiterem Himmel. Sie dauern selten länger als 30 Minuten. Allerdings bestätigt auch hier die Ausnahme die Regel: In Extremfällen können sie auch mehrere Stunden anhalten. Dabei können die unterschiedlichsten körperlichen Symptome auftreten:

- Herzrasen
- Atemnot
- Schwindel
- Zittern
- Schweißausbrüche
- Engegefühl in Brust und Hals
- Augenflimmern
- Mundtrockenheit
- Die vertraute Welt oder deine eigene Person wird dir plötzlich fremd

Eine akute Panikattacke äußert sich bei jedem Menschen anders: Eine Panikattacke muss nicht immer »laut« daherkommen, Betroffene können auch still leiden. Es gibt auch Panikattacken, bei denen du es einem Menschen nicht sofort ansiehst, dass er akut darunter leidet, denn sie treten ohne äußerlich sichtbare Symptome auf.

SOS-Tipps bei Panikattacken

Soforthilfe

- **Dortbleiben:** Bleib dort, wo du bist, und verlass den Ort des Geschehens nicht.
- **Atmung kontrollieren:** Konzentriere dich auf deinen Atem und versuche, tief und kontrolliert ein- und auszuatmen. Wenn eine Begleitperson in deiner Nähe ist, bitte sie darum, zusammen mit dir ein- und auszuatmen.
- **Umlenken:** Auch wenn es vielleicht schwerfällt, versuche, deine Gedanken umzulenken. Denk an etwas, das du mit positiven Gefühlen verknüpfst und das dir guttut.
- **Ablenken:** Mach dir dein Lieblingslied oder dein Lieblingshörbuch an. Es kann hilfreich sein, wenn du dich auf etwas anderes konzentrierst.
- **Annehmen:** Nimm die Panikattacke »radikal« an. Wenn du einsiehst, dass du sie in diesem Moment nicht ändern kannst, kann dies schon ein wenig den Druck aus der Situation nehmen.
- **Panikattacken-Notfallkoffer:** Befülle ein Täschchen mit kleinen Dingen, die dir helfen, dich von der Angst und ihren Symptomen abzulenken, dich auf etwas anderes zu fokussieren und im Hier und Jetzt zu bleiben. Diese Ablenkungsstrategien nennt man Skills. Dafür kannst du allerlei Gegenstände nutzen, die dir einen sensorischen Reiz geben: Etwas, das du fühlen kannst (z. B. einen Akupressur-Ring, Massageball, Knetball), an dem du riechen kannst (z. B. ein kleines Parfum, ätherisches Öl, Duftsäckchen), das du sehen kannst (z. B. ein Erinnerungsstück oder einen Glücksbringer), das du hören kannst (z. B. deine Lieblingsmusik über Kopfhörer) oder auch etwas, das du schmecken kannst (z. B. ein scharfer Kaugummi, eine Chilischote). Probiere einfach Verschiedenes aus und stelle dir damit deinen persönlichen Notfallkoffer mit Skills zusammen.

Die 5-4-3-2-1 Methode: Unterbrich deine Angst

Diese Übung wurde von Yvonne Dolan entwickelt, meine erste Psychotherapeutin hat sie mir damals empfohlen. Das ist mittlerweile über zehn Jahre her. Wenn du unter Ängsten und Panikattacken leidest, dir diese Übung aber noch nicht bekannt ist, möchte ich sie dir heute ans Herz legen. Mithilfe dieser Übung gelingt es dir leichter, aus Angst- und Panikzuständen auszusteigen, denn du lenkst deine Aufmerksamkeit gezielt auf das Hier und Jetzt.

Anleitung: Du beginnst damit, 5 Dinge in deiner Umgebung aufzuzählen, die du in diesem Moment siehst. Das können ganz banale Dinge sein: eine Pflanze in deinem Zimmer, ein Hund, Bücher oder ein Fernseher. Danach zählst du 5 Dinge auf, die du in diesem Moment hörst. Das kann Regen sein, Musik aus dem Radio, Autos oder Vögel, die durch die Gegend fliegen. Als Letztes zählst du 5 Dinge auf, die du in diesem Moment spürst. Das kann kalte Luft sein, die deine Haut berührt, oder dein Herz, das schneller schlägt als sonst. Dann beginnst du wieder mit 4 Dingen, die du siehst, hörst und spürst. Wiederhole den Ablauf, bis du bei einer Aufzählung pro Runde angekommen bist. Du kannst diese so oft wiederholen, wie du magst. Deine Atmung spielt bei der 5-4-3-2-1 Methode ebenfalls eine sehr wichtige Rolle. Atme zwischen den Aufzählungen tief ein und aus.

Wichtig: Es ist völlig in Ordnung, wenn du dieselben Dinge mehrmals nennst. Auch das Tempo kannst du selbst bestimmen. Für manche Menschen ist es am einfachsten, sich auf mehrere Dinge gleichzeitig zu konzentrieren. Wenn dir das allerdings schwerfällt, kannst du dich selbstverständlich auch auf nur einen Sinn konzentrieren (zum Beispiel nur auf das Sehen).

Meine erste Panikattacke

Nun war meine Endometriose-Operation rund vier Monate her, und ich hatte heute eine Herzensaufgabe: Ich durfte auf meinen kleinen Cousin aufpassen. Damals wohnten wir noch in derselben Stadt, und ab und zu konnte ich mit ein bisschen »Kindhüten« meinem Onkel und seiner Frau unter die Arme greifen. Endlich hatte ich nach der Operation wieder eine Aufgabe. Ich freute mich unglaublich darauf und vor allem auch, so viel Verantwortung zu haben.

Also stieg ich in die S-Bahn und suchte mir einen Sitzplatz am Fenster. Ich kann nur in Fahrtrichtung fahren, wenn ich rückwärts fahren muss, fühle ich mich unwohl. Ich griff zu meinen Kopfhörern, machte mir einen Podcast an und starrte aus dem Fenster. Fahrgäste stiegen ein und aus. Plötzlich merkte ich, dass irgendwas mit mir nicht stimmte. Meine Hände fingen an zu zittern, mir wurde schlecht und ich hatte einen Tunnelblick. In meinem Hals bildete sich ein großer Kloß und mein Herz fing an, wie wild zu schlagen. Es fühlte sich an, als würde mein Herz jeden Moment aus meiner Brust springen. Ich wusste nicht wohin mit mir und fühlte erstickende Angst. Die Tränen kullerten. Ich hatte keinen Einfluss darauf. Mein Körper machte, was er wollte. Falle ich in Ohnmacht? Es ist doch gar nichts passiert? Was ist nur mit mir los? Ich hatte so viele Fragen. Die Minuten fühlten sich wie Stunden an.

Meine Station war nun endlich erreicht. Ich bin also ausgestiegen und habe mich erst mal auf eine Bank gesetzt. Langsam, aber sicher beruhigte sich mein Körper wieder und ich konnte auch wieder ruhiger atmen. Als ich langsam wieder richtig da war, machte ich mich auf den Weg zu meinem Cousin. Mein Onkel und mein Cousin öffneten mir die Tür, und mir ging es wieder so viel besser.

Zwei Wochen sind nach dieser Situation vergangen. Ich hatte nun endlich wieder einen Onlinetermin bei meiner Schmerzpsychologin. Es ist eine

Onlinesprechstunde, und wir können uns über Video sehen. »Wie ist es Ihnen ergangen, Frau Wagner?« fragte sie mich. »Eigentlich ganz gut. Aber ich hatte vor zwei Wochen eine wirklich merkwürdige Situation ...« Ich erzählte ihr von meinen Erlebnissen und Empfindungen in der S-Bahn. Da entgegnete sie mir rasch: »Frau Wagner, Sie hatten eine Panikattacke.« Panik ... was? Ich hatte den Begriff schon einmal gehört, nur wusste ich gar nicht so richtig etwas damit anzufangen. Sie klärte mich umfangreich auf, und langsam fügten sich die einzelnen Puzzleteile zusammen.

Dies war tatsächlich meine erste Panikattacke in meinem Leben. Damals wusste ich noch nicht, dass dieser noch viele weitere Panikattacken folgen sollten, einhergehend mit depressiven Phasen. Depressionen begleiten mich schon seit vielen Jahren, sie haben bereits in meiner Jugend angefangen. Ich kenne es also aus eigener Erfahrung sehr genau, wenn jemand »Mir geht es gut« sagt, obwohl es ihr oder ihm alles andere als gut geht. Man sieht dies einem Menschen direkt an, wenn man es schon selbst erlebt hat. Ich weiß ganz genau, wie es sich anfühlt, wenn man tagelang keine Kraft hat, aus dem Bett aufzustehen, zu essen oder gar duschen zu gehen. Die einfachsten Dinge im Leben scheinen auf einmal nicht mehr machbar zu sein. Auch das Gefühl von Einsamkeit und Leere, obwohl viele Menschen um mich herum sind, ist mir vertraut. Ich habe oft Phasen gehabt, in denen ich nächtelang nur geweint habe. Und dann gab es Nächte, in denen ich mich so leer gefühlt habe, dass ich noch nicht mal mehr weinen konnte. Es war ein regelrechtes Schauspiel der Außenwelt und auch mir selbst gegenüber. Ich wollte nie mit jemandem darüber reden, weil ich immer dachte, dass mich sowieso niemand verstehen würde. Diese Gefühle dringen bis heute oft noch bei mir durch und beeinflussen mein Leben. Ich wollte jeden retten, nur mich selbst nicht. Aber mittlerweile habe ich gelernt, besser damit umzugehen, und habe Hilfe angenommen. Das war die einzig richtige Entscheidung. Denn ich musste selbst mitansehen, was Depressionen mit einem anderen Menschen anstellen können.

Seit meiner Operation überfallen mich oft Panikattacken, und ich habe bis heute damit zu kämpfen. Ich rede über so vieles, doch psychische Leiden thematisiere ich viel zu selten. Dies muss sich schnell ändern. Panikattacken sind weit verbreitet, und durch den Austausch mit vielen anderen an Endometriose Erkrankten ist mir bewusst geworden, dass auch viele andere Menschen darunter leiden. Ich bin damit nicht allein – und du bist es auch nicht!

Der Weg zur Akzeptanz einer chronischen Krankheit - Zauberwort Resilienz

Akzeptiere, was du nicht ändern kannst!

»Akzeptiere doch einfach deine Erkrankung.« – Ein Satz, der bei vielen Betroffenen Unruhe und Ängste auslöst. Verständlich. Wie soll ich denn etwas akzeptieren, das ich gar nicht haben möchte?

Und dies in einer Zeit, in der die Selbstoptimierung in Büchern, Blogs und den sozialen Medien so zelebriert wird, wie ich ansonsten nur meine Filmabende mit Chips und Schoki auf der Couch zelebriere. Es scheint in der heutigen Zeit das Nonplusultra zu sein. Egal, was: Alles muss durchoptimiert sein.

Aber die Realität sieht oftmals anders aus. Viele unserer Kämpfe sind nun mal, wenn wir ehrlich sind, Kämpfe gegen Windmühlenflügel. Wir können nicht immer alles verändern, auch wenn wir es uns noch so sehr wünschen. Auch eine chronische Erkrankung kannst du – mindestens zum jetzigen Zeitpunkt – nicht ändern. Sie ist da und wird so schnell auch nicht wieder verschwinden. Aber du kannst lernen, mit ihr zu leben und sie zu akzeptieren. Aber lass uns zum Anfang zurückgehen. Was genau bedeutet »Akzeptanz«? Das Wort hat seinen Ursprung im Lateinischen, es leitet sich von *accipere* »annehmen« her. Das bedeutet auch »etwas gutheißen« oder »mit etwas einverstanden sein«.

Streng genommen ist auch die Akzeptanz wieder eine Optimierung. Eine Optimierung deiner Geisteshaltung. Auf dem Weg zur Akzeptanz meiner Erkrankung hat es mir sehr geholfen, mich mit der Erkrankung auseinanderzusetzen und zu vielem einfach mal JA zu sagen. Ja, ich möchte Veränderung. Ja, ich möchte neue Sachen ausprobieren, und ja, ich bin offen für neue Wege. Ich wünsche mir für dich, dass du auch immer ein inneres JA zu neuen Dingen und Wegen findest. Denn das ist ein wichtiger Schritt auf dem Weg in ein freies Leben, in dem du dich von deiner Erkrankung nicht zu sehr einschränken lässt.

Resilienz und ihre 7 Säulen

»Vivian, wie schaffst du es, trotz allem immer so positiv zu sein?« oder auch: »Ich wünschte, ich wäre genauso stark wie du.« – Das sind Nachrichten, die tagtäglich in meinem E-Mail- oder Instagram-Postfach landen. Häufig kommen sie von anderen Endometriose-Betroffenen. Diese Nachrichten machen mich oft sehr traurig und regen mich zum Nachdenken an. Es ist nämlich kein Geheimnis, woher ich meine, nennen wir es mal vorsichtig »Positivität«, hernehme. Das Zauberwort heißt Resilienz. (Auch das ist übrigens wieder eine »Leihgabe« aus dem Lateinischen: Es kommt von *resilire* »zurückspringen«, »abprallen«, »sich verkleinern«.)

Das erste Mal ist mir das Wort »Resilienz« in meiner Rehabilitation bei einem Vortrag begegnet. Resilienz? 7 magische Säulen? Noch nie gehört. Ich konnte damit nichts anfangen. Ich blickte in die Gesichter meiner Mitpatienten. Die meisten hatten große Fragezeichen in ihren Augen. Aus diesem Resilienz-Vortrag habe ich sehr viel mitgenommen, und dieses Wissen möchte ich auch mit dir teilen. Aber zurück zum Anfang: Was genau bedeutet Resilienz?

Resilienz bezeichnet die Stärke und den Willen eines Menschen, schwierige Lebenssituationen zu meistern. Diese schwierigen Lebenssituationen können unter anderem sein: Tod oder Verlust eines geliebten Menschen,

Trennung, Jobverlust, ein Unfall oder auch eine chronische Erkrankung. All diese wichtigen Ereignisse in unserem Leben beeinflussen uns und hinterlassen ihre Spuren. Auch dann, wenn du es gar nicht richtig wahrnimmst oder wahrnehmen willst. Aus diesen Situationen gewinnen wir Erfahrungen und können sie in Krisensituationen nutzen. Unser Unterbewusstsein nimmt solche Veränderungen oder Herausforderungen sehr wohl wahr. Es gibt Menschen, die mit ihrer chronischen Erkrankung alle körperlichen und seelischen Hürden bewältigen und in der Lage sind, ein hohes Maß an Lebensfreude zu empfinden. Andere wiederum stoßen mit ihrer chronischen Erkrankung an ihre persönlichen Grenzen. Sie empfinden die Erkrankung als massive Belastung in ihrem Leben, und es fällt ihnen sehr schwer, damit zurechtzukommen. Es ist wie ein Teufelskreis, und es scheint ihnen, als würden sie niemals allein dort herausfinden.

Für eine chronische Erkrankung gibt es unterschiedliche Bewältigungsstrategien, und die Resilienz spielt dabei eine große Rolle. Sie ist sozusagen das Immunsystem unserer Psyche und ruht auf 7 Säulen.

1. Säule: Selbstakzeptanz

Gerade in Niederlagen und unter schwierigen Lebensumständen brauchst du die Fähigkeit, diese Veränderungen in deinem Leben anzunehmen. Auch das Akzeptieren einer neuen Diagnose kann eine große Herausforderung sein. Dabei ist es wichtig, dass du dich selbst ebenfalls akzeptierst und dich vor allem wertschätzt. »Ich bin genug, ich bin wertvoll und ich werde geliebt.« Halte dir dies immer vor Augen. Und wenn du das nicht kannst, dann schreib es auf. Kleb dir ein kleines Post-it mit diesen Worten an deinen Spiegel und schau darauf, wann immer du dich im Spiegel ansiehst. Wenn du dir dann endlich deiner Stärken bewusst geworden bist, hast du dir schon dein persönliches Fundament geschaffen und dein Selbstvertrauen gestärkt.

Ein weiterer wichtiger Aspekt sind deine Schwächen. Jeder von uns hat

Schwächen, und das ist auch völlig in Ordnung. Wichtig ist nur, dass wir diese Schwächen erkennen und ebenfalls akzeptieren. Auch wenn es vielleicht unangenehm ist, sich damit auseinanderzusetzen, umso wichtiger ist dieser Schritt für deine Selbstakzeptanz. Denn erst wenn du deine Schwächen kennst und sie annimmst, bist du auf der emotionalen Ebene nicht mehr angreifbar. Nur solange du versuchst, deine Schwächen zu verstecken, bist du angreifbar. Und ja, damit meine ich, versuch auch nicht, diese Schwächen vor dir selbst zu verbergen. Stell dich deinen Emotionen, indem du sie zulässt und sie nicht unterdrückst.

Bei einer chronischen Erkrankung musst du akzeptieren, dass diese zum augenblicklichen Zeitpunkt unheilbar ist und folglich zu dir gehört. Sie ist ab jetzt ein Teil deines Lebens. Vielleicht hast du schon versucht, gegen deine Erkrankung anzukämpfen. Aber wenn wir beide ehrlich sind: Wie weit hat dich das gebracht? Es hat dich höchstwahrscheinlich nur Kraft und Nerven gekostet. Und wenn wir Menschen mit einer chronischen Erkrankung eines brauchen, dann unsere Kraft und starke Nerven.

2. Säule: Selbstbewusstsein - Optimismus

Selbstbewusste Menschen kennen ihren eigenen Wert, ihre Stärken und Schwächen und wissen, wie diese Eigenschaften auf andere Menschen wirken. Menschen, die selbstbewusst sind, holen sich regelmäßig Feedback von ihrem Gegenüber ein, verbessern dadurch ihre Selbstwahrnehmung und erhöhen ihr Selbstbewusstsein. Sie haben eine positive Einstellung gegenüber Herausforderungen, mit denen sie auf ihrem Weg konfrontiert werden. Viele Menschen, die an einer chronischen Erkrankung leiden, haben sicherlich schon einmal den folgenden Satz zu hören bekommen: »Versuch einfach, es positiv zu sehen, dann geht es dir auch nicht so schlecht.« – Ja, genau. Schön wär's! Ich kann diesen Spruch nicht mehr hören, er hängt mir regelrecht zu den Ohren heraus.

Dabei sollst du nicht alles in deinem Leben immer nur positiv sehen. Das verlangt niemand von dir. Rückschläge gehören zum Leben nun mal dazu, egal, wie sehr wir versuchen, so etwas von uns fernzuhalten. Dennoch ist ein gesunder Optimismus sehr wichtig, um eine gute Balance zwischen übertriebener Positivität und Pessimismus zu finden.

3. Säule: Selbstverantwortung

Bestimmt kennst du Situationen, in denen du die Verantwortung gern einmal an jemand anderen abgibst. Auch ich habe dies früher zur Genüge getan. Meist geschah das in Form von Ausreden:

- Aber ich ...
- Ich hatte keine Zeit dafür.
- Ich hatte so viel wichtigere Dinge zu tun.
- Ich kann das nicht./Ich verstehe das nicht.
- Heute schaffe ich es nicht. Ich kann das auch morgen erledigen.

Das sind alles Ausreden, die ich benutzt habe, nur um meine Selbstverantwortung auf andere Menschen zu übertragen. Es war schließlich der einfachste Weg. Heute muss ich mir eingestehen, dass mich dieses Verhalten in keiner Lebenssituation weitergebracht hat. Um so etwas zu vermeiden, versuche, dich in den verschiedensten Alltagssituationen, in Gesprächen und Krisen, selbst zu beobachten. In welchen Momenten neigst du dazu, eine Ausrede zu gebrauchen?

Solche Reaktionen und Ausreden sind aber ganz menschlich. Damit will dein Unterbewusstsein dich selbst erst mal entlasten. Dennoch sind es auch Situationen, in denen ich mich ganz klar in die Opferrolle begeben habe. Möchte ich in der Opferrolle ausharren? Nein. Ich habe mich dafür entschieden, die Opferrolle zu verlassen. Viel zu oft habe ich mich selbst in die Opferrolle begeben, aber damit ist nun Schluss.

Du musst dich ebenfalls entscheiden. Möchtest du in der Opferrolle bleiben oder endlich in die Gestalterrolle hineinwachsen? Für die »Gestalterrolle« ist es wichtig, dass du Eigenverantwortung übernimmst. Du übernimmst ein Stück weit die Eigenverantwortung für dein Leben und für deine Erkrankung. Damit ist nicht etwa gemeint, dass du schuld an deiner Erkrankung bist. Niemand ist schuld an deiner Erkrankung. Aber du darfst trotz allem für dich selbst die Verantwortung übernehmen, auch wenn du chronisch krank bist. Du darfst dir selbst Wünsche erfüllen, dich um deine mentale Gesundheit kümmern und eine Balance in dem täglichen Spagat zwischen Haushalt, Job, Freizeit, Krankheit, Familie und Freunde herstellen. Und lass dir eines sagen: Das klingt für dich jetzt vielleicht nach viel Aufwand. Aber längerfristig wird es dich nachhaltig weiterbringen.

4. Säule: Lösungsorientierung

Jede Operation stellt für dich einen Neuanfang und keinen Rückschritt dar. Warum sollte die OP auch ein Rückschritt sein? Schließlich war sie wichtig, um deine Gesundheit aufrechtzuerhalten. Dein Körper ist nun bereit dafür, neue Wege zu gehen mit dem Ziel, dass es dir im besten Fall trotz deiner chronischen Erkrankung gut geht.

Du musst nicht sofort für alles eine Lösung finden, sondern wertschätze auch kleine Wege, die zur Lösung führen. Baue Achtsamkeit für deine eigenen Gefühle auf und erwirb dir die Fähigkeit, zwischen positiven und negativen Gefühlen hin und her zu wechseln. So bist du flexibel im Umgang mit deinen eigenen Gefühlen.

Tipp

Selbststeuerung und Selbstfürsorge – wie du dich selbst unterstützen kannst:

- Yoga (vorzugsweise sanfte Yin-Yoga-Übungen)
- Entspannungsübungen und Achtsamkeitstraining
- Human Balance Training
- Techniken, um das eigene Stressmanagement zu händeln
- Unterbrechen von Abwärtsspiralen
- Eigene Grenzen ziehen
- Das Ausmalen von Horrorszenarien abstellen
- Sich selbst beruhigen und auf Lösungen fokussieren

5. Säule: Zukunftsorientierung

Nach der Diagnose kommt häufig die Frage auf: »Wie geht es nun weiter?« Betrachte deine Zukunft, unabhängig von der Vergangenheit, als neue Möglichkeit. Bei diesem Punkt ist es wichtig, dass du dir selbst realistische Ziele für deine Zukunft setzt. Resiliente Menschen verfügen über die Fähigkeit, aus ihren Träumen und Vorstellungen eigene Ziele abzuleiten. Außerdem können sie diese Ziele in die Tat umsetzen.

Reflektiere dich selbst und deine Ziele immer wieder neu, und wenn nötig, passe deine Ziele deiner Situation entsprechend an.

Wichtig: Du musst nicht jedes Ziel prompt erreichen, dennoch solltest du deine Ziele konsequent verfolgen. Wenn du ein Ziel nicht erreichst, passe es neu an und schau, wie du mit Blick auf die Zukunft einen Weg findest, um es schließlich doch zu erreichen.

6. Säule: Netzwerkorientierung

Dieser Punkt ist für dich wichtig, wenn du dazu neigst, dich in schwierigen Situationen zurückzuziehen und für dich allein sein zu wollen.

Wenn du mir schon länger in den sozialen Netzwerken folgst, weißt du, dass ich immer predige: »Gemeinsam sind wir stärker!« Das klingt vielleicht wie ein Pinterest-Spruch, aber es ist die Wahrheit. Du benötigst eine Art »Netzwerk«. Am besten sollte es hauptsächlich in der realen Welt und nicht in der Onlinewelt angesiedelt sein. Du brauchst »echte« Menschen um dich herum, die für dich da sind und dir mit Rat und Tat zur Seite stehen. Versuche also, dir in deinem Umfeld Menschen zu suchen, zu denen du eine wohltuende Beziehung aufbauen kannst. Unterscheide hier zwischen einer »gesunden Beziehung« und einer »krank machenden Beziehung«. Setze selbst konsequent Grenzen gegenüber toxischen, manipulativen und abhängigkeitsfördernden Menschen. Du brauchst keine Menschen um dich herum, die dich mit ihrer negativen Energie noch zusätzlich krank machen oder dich gar fallen sehen wollen. Um sie an solche Menschen zu verschwenden, sind deine Ressourcen einfach zu kostbar.

Such am besten den Austausch mit Gleichgesinnten und anderen Menschen, die dich verstehen. Unsere Endometriose- und Adenomyose-Community wächst immer weiter, und jeder/jede wird ein offenes Ohr für dich haben. Denn wir wissen nur allzu gut, wie und was du empfindest.

Verbundenheit zu fühlen, ist für deine Resilienz sehr wichtig. Es ist nicht nur wichtig, dass du dir dein persönliches »Netzwerk« aufbaust, sondern dass du es auch pflegst und die Fähigkeit besitzt, darauf zuzugreifen, wann immer du Unterstützung brauchst. Gemeinsam sind wir stärker als allein!

- Wer ist auch während einer besonderen und schweren Herausforderung an deiner Seite?

- Wer ist an deiner Seite, weil er/sie dich wirklich mag und nicht nur – aus welchem Grund auch immer – von dir profitieren möchte?
- Wer hat für dich gute Tipps und bringt dich in Krisensituationen weiter?

7. Säule: Selbstwirksamkeit und Selbstmotivation

Dir ist bewusst, was du »eigentlich« tun solltest. Dir ist bewusst, was dir »eigentlich« guttäte und was du verändern solltest, damit es dir besser geht. Du siehst es klar und deutlich vor Augen. Aber irgendwas hält dich ab. Genau, du stehst dir selbst im Weg. Auch ich kann mich nicht davon freisprechen.

Ich weiß genau, dass mir meine Yogaübungen und mein Achtsamkeitstraining für meine Erkrankung sehr guttun – dennoch möchte ich mich oft nicht darauf einlassen, da beides mich viel zu viel Zeit kostet. Ich möchte auch jobtechnisch in meinem Leben weiterkommen, dennoch möchte ich meine Freizeit nicht dafür opfern. Es ärgert mich enorm, dass meine früheren Chefs und Chefinnen mich unfair behandelt haben. Ansprechen wollte ich dies trotzdem nie, um das Arbeitsklima nicht zu stören. Das sind alles

Dinge, die auf viele von uns zutreffen. Vielleicht erkennst du dich ebenfalls wieder. Ich könnte die Liste ganze Ewigkeiten weiterführen.

An dem Satz: »Wenn du weiterkommen möchtest, musst du auch was dafür tun« – ist sehr viel Wahres dran. Ich kann nicht nur zu Hause rumsitzen und darauf hoffen, dass sich von allein etwas in meinem Leben verbessert. Das wird nicht der Fall sein. Ich muss meinen Hintern hochkriegen, mich selbst motivieren und selbst aktiv etwas tun. Diesen Schalter in deinem Kopf musst du allein umlegen. Erst dann wirst du verstehen, wie viele Möglichkeiten das Leben für dich bereithält.

Aufmerksamkeitsübung zur Verinnerlichung der sieben Säulen

Beantworte dir folgende Fragen:

- Welche der sieben Säulen kann ich noch weiter ausbauen?
- Wo sehe ich meine Stärken?
- Wo sehe ich meine Schwächen, und wie kann ich diese verbessern?
- Welche der sieben Säulen wende ich schon in meinem Leben an?

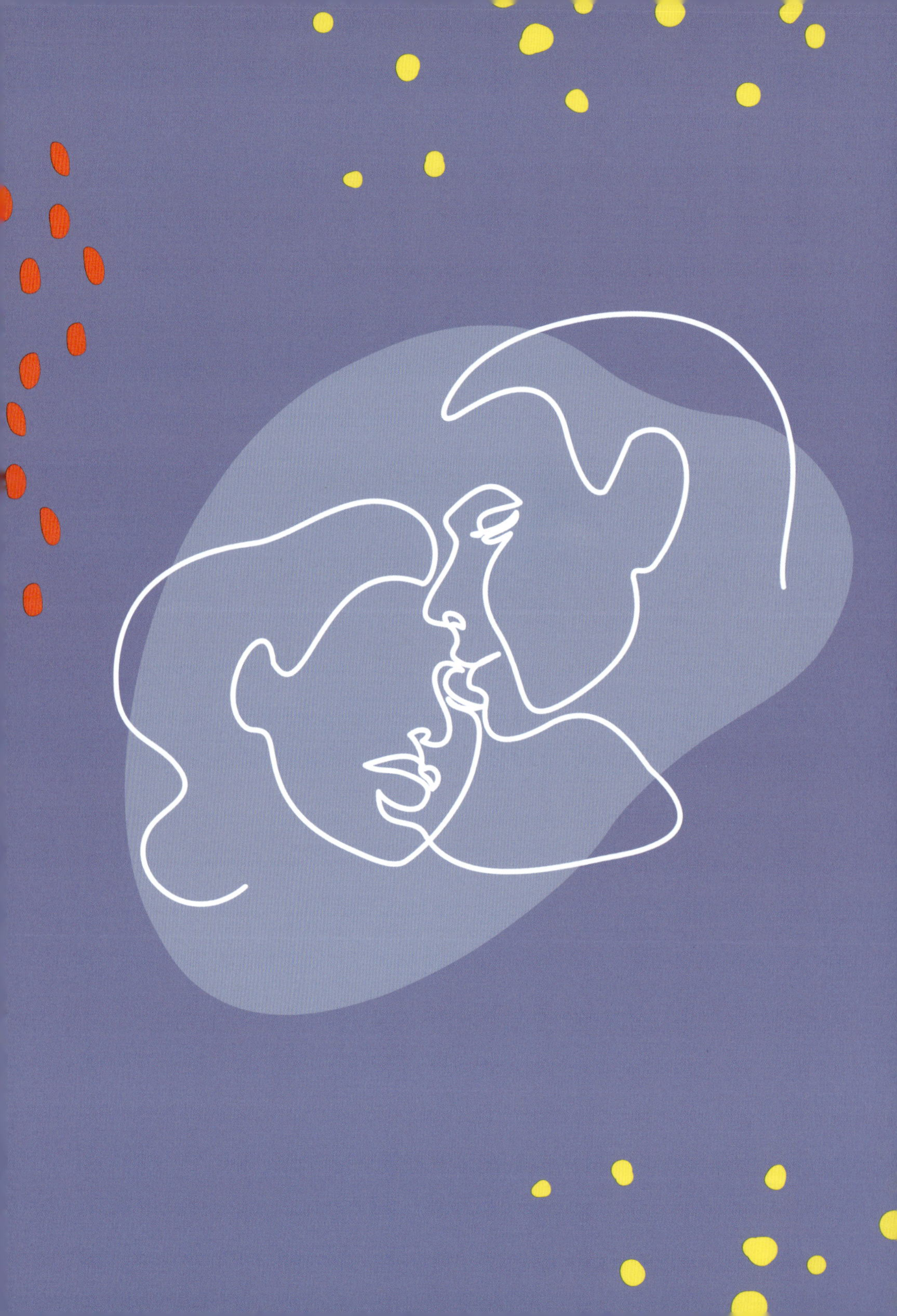

KAPITEL 5

Liebe und Partnerschaft

Mein Partner, meine Erkrankung und ich

Ich müsste lügen, wenn ich sagen würde, dass in meiner Partnerschaft immer alles rosig ist. Die meisten Beziehungen haben ihre Ecken und Kanten. Aber macht nicht auch das eine Beziehung erst zu etwas ganz Besonderem? Wenn der eine Partner erkrankt ist, kann dies eine große Herausforderung sein. Eine Herausforderung, die man nur gemeinsam bewältigen und durchstehen kann. Eine chronische Erkrankung verlangt der Beziehung wirklich oftmals sehr viel ab. Viel zu häufig knalle ich meinem Partner die üblichen Floskeln an den Kopf: »Du weißt doch gar nicht, wie es sich anfühlt, chronisch krank zu sein und so oft Schmerzen zu haben!« oder auch: »Du verstehst das alles nicht!« Meine Güte, ich kann so unglaublich zickig und stur sein. In dem jeweiligen Moment mag ich mir das selbstverständlich nicht eingestehen. Meine Mama kann davon auch ein Lied singen.

Natürlich versteht mein Partner nicht, wie es sich anfühlt, Endometriose zu haben. Wie soll er denn auch? Er ist schließlich nicht an Endometriose erkrankt und kann nur erahnen, wie es ist, an einer Erkrankung mit solchen Schmerzen zu leiden. Ich hatte oft viele Zweifel und stellte unsere Beziehung infrage. Nicht, weil ich ihn nicht liebe oder nicht an uns glaube, sondern weil ich dachte, dass ich wegen der Einschränkungen durch meine Erkrankung nicht ausreiche oder eine Last für ihn bin. Ich dachte oft, dass er besser dran wäre ohne mich. Ohne mich und meine oftmals stressige und anstrengende Erkrankung. Denn viel zu oft muss er meine Launen aushalten, wenn ich mal wieder von mir und meinen eigenen Schmerzen genervt bin, weil ich nicht das leisten kann, was ich doch eigentlich so sehr möchte. Und viel zu oft muss er auf schöne Erlebnisse verzichten, weil ich zu diesem Zeitpunkt körperlich nicht dazu in der Lage bin und zusammengekrümmt auf der Couch liegen muss. Aber er ist auch derjenige, der mich in den Arm nimmt, wenn ich mal wieder vor Schmerzen weinend zusammenbreche oder wegen PMS weine, weil ich todkranke Igel-Babys im Fernsehen gesehen habe. Und er ist auch derjenige, der nachts aufsteht, um mir eine Wärmflasche zu machen, mir meine Schmerzmittel raussucht und mir einen Tee kocht. Ohne ihn hätte ich schon oft viele Momente nicht bewältigen können, weil mir allein entweder die Kraft dazu gefehlt hat oder ich selbst nicht an mich geglaubt habe. Ich glaube, er weiß gar nicht, wie dankbar ich für ihn bin, dafür, dass er in mein Leben getreten ist. Danke, dass du mich in meinen dunkelsten Tagen nicht aufgegeben hast. Und danke, dass du meine Endometriose hundertprozentig akzeptiert hast und die gelbe Endometriose-Schleife zum Beweis dafür nun als Tattoo deinen Arm schmückt.

Wie du deinen Partner oder deine Partnerin mit wenig Aufwand unterstützen kannst

- Sei für deine Partnerin da. Manchmal reicht es schon aus, wenn du als Ruhepol einfach nur anwesend bist und ihr zeigst, dass sie nicht allein durch ihre Schmerzen gehen muss.
- Versuche, aufmerksam zu sein. Wenn du merkst, dass es deiner Partnerin schlecht geht, kannst du ihr eine Wärmflasche machen, einen Tee kochen oder ihre Schmerzmittel rüberreichen.
- Entlastung in Alltagsdingen: z. B. kurz den Geschirrspüler ausräumen oder die Wäsche waschen.
- Begleite deine Partnerin zu Arztterminen. Es schweißt auch zusammen, wenn man solche Termine gemeinsam wahrnimmt, und dort kannst du auch deine eigenen Fragen stellen, wenn du etwas besser verstehen möchtest.
- Informiere dich ein wenig über die Erkrankung deiner Partnerin. Du musst die Erkrankung Endometriose nicht studieren, aber es kann hilfreich sein, wenn du sie auch aus medizinischer Sicht besser verstehst.

- Sprich deine Ängste und Gefühle ganz offen gegenüber deiner Partnerin an. Kommunikation ist immer noch das A und O. Es hilft sehr viel mehr, darüber zu sprechen, als alles in sich hineinzufressen. Das gilt nicht nur für die Betroffenen selbst, sondern auch für dich.

Verständnis & Unterstützung

Benjamin erzählt uns die Geschichte aus seiner Sicht als mein Partner

»Eine Partnerschaft mit einer Endometriose-Betroffenen kann sehr anstrengend sein. Ich sage bewusst »kann«, denn ob eine Partnerschaft mit dieser Person anstrengend ist, liegt ganz bei euch und an eurer Einstellung. Was tut die Endometriose im Endeffekt? Sie schränkt dich ein. Zu Hause, bei der Arbeit, im Alltag. Und genau hierin lag auch für uns die Aufgabe, uns zu arrangieren. Und was soll ich sagen: Wir haben es geschafft.

Meiner Meinung nach ist der wichtigste Punkt Empathie bzw. Verständnis. Natürlich können wir die Schmerzen unseres Partners nicht empathisch nachempfinden, aber wir können Verständnis dafür zeigen. Endometriose ist eine Krankheit, die arbeitet, und zwar von innen. Es gibt keine äußerlichen Anzeichen, die den Schmerz nach außen hin sichtbar machen. Es ist kein gebrochener Arm oder ein Wespenstich, der anschwillt. Wo man dann draufschaut und sich denkt: »Ah, das hat bestimmt wehgetan.« Ich sehe Vivian nur leiden, und das Schlimmste daran ist, dass ich kaum was tun kann. Aber es gibt einige Dinge, die ich machen kann, außer ihr Verständnis zu zeigen, wenn sie mal nicht aufstehen bzw. rausgehen kann. Ich kann versuchen,

Situationen vorzubeugen. Ihr einen Tee kochen, ein Körnerkissen erhitzen, ein Bad einlassen. Ich kann ihr eine Decke bringen, Aufgaben im Haushalt abnehmen, ich kann einfach nur bei ihr sein. Das hört sich im ersten Moment erst mal nach wenig an. Aber glaubt mir, in der Summe gesehen ist das eine Riesenentlastung. Denn Vivian kann sich in diesen Situationen ganz auf sich und ihren Körper konzentrieren. Wenn ich meinen Freunden ein bisschen von unseren Situationen zu Hause erzähle, bekomme ich häufig Sätze zu hören wie: »Aber dann könnt ihr ja gar nichts unternehmen mit diesen Einschränkungen.« Meine Antwort ist dann immer: »Doch, können wir.« Wir haben beide gelernt, mit ihrer Krankheit umzugehen. Wir sind vorbereitet. Wir nutzen schmerzfreie Zeiten für Unternehmungen. Vivian hat ein Notfalltäschchen mit Medikamenten, das immer mit dabei ist. Und wenn wir doch mal nicht rausgehen können, dann ist das halt so. Mir ist das egal. Mir ist die Gesundheit meiner Freundin viel wichtiger. Und ich kann auch zu Hause Zeit mit ihr verbringen. Mich stört es nicht.

Ich möchte, dass andere Paare, bei denen die Krankheit ihre Beziehung belastet, von unseren Erfahrungen profitieren. Denn auch wir mussten am Anfang erst mal schauen, wie wir das alles so hinbekommen. Gebt euch bitte Zeit und sprecht alle Dinge offen an. Zu einer Beziehung gehören zwei Menschen. Auch dem nicht betroffenen Partner darf mal alles zu viel werden. Aber bitte rede mit deiner besseren Hälfte auch darüber. Denn nichts ist im Endeffekt schöner, als seine Kräfte zu bündeln und gemeinsam diesen Weg viel stärker gehen zu können, als wenn jeder nur sein Ding macht. Gebt aufeinander acht. Lernt, Anzeichen zu erkennen und zu deuten. Sucht euch eure persönlichen kleinen Helferlein, die euch das Leben mit Endometriose einfacher machen. Und wenn DU verlassen wirst aufgrund deiner Krankheit, lass denjenigen ziehen. Ein Partner oder eine Partnerin, der/die dich wirklich liebt, steht immer an deiner Seite und versucht stets und ständig, dir den bestmöglichen Support zu liefern, damit es dir besser geht.«

Die schönste Nebensache der Welt

Sex kann bei vielen Endometriose- oder Adenomyose-Betroffenen schnell zur Hauptsache werden, da diese Erkrankungen Schmerzen beim und nach dem Geschlechtsverkehr verursachen können. Und dann steht oft der Schmerz statt der Lust im Vordergrund. Auch dies ist, wie fast alles, was wir hier bereits besprochen haben, ein Tabuthema in der heutigen Gesellschaft. Dabei zelebrieren wir es alle hinter verschlossenen Türen – nur darüber zu reden, fällt uns schwer. Die Lust ist immer noch ein zu starkes Tabu. Aber was ist, wenn die Lust von Schmerzen eingeholt wird?

Ich bin eine derjenigen, die sich dahingehend überhaupt nicht beklagen können. Während all der Jahre vor meiner Diagnose hatte ich gefühlt alle Arten von Schmerzen kennengelernt. Aber ich hatte nie mit Schmerzen beim Geschlechtsverkehr zu kämpfen. Erst nach meiner Operation im Jahr 2020 musste ich am eigenen Leib schmerzhafte Erfahrungen machen. Ich habe gemerkt, dass sich mein Körper nach der Operation um 180 Grad gedreht hat. Durch die Operation habe ich viel gewonnen, aber dabei auch etwas Essenzielles verloren: mein Körpergefühl. Ich musste meinen Körper erst wieder neu kennenlernen. Es fiel mir sogar schwer, meinen eigenen Bauch anzufassen – und das über Monate. Wie sollte ich es dann schaffen, dass mein Partner mich wieder berühren und streicheln darf? Ich konnte es nicht, dabei wollte ich es so sehr. Ich wollte einfach, dass alles wieder so ist, wie es vor meiner Operation war.

Es dauerte ein halbes Jahr, bis ich wieder Intimität zugelassen habe. Aber piano! Ich und mein Körper brauchten diese Zeit, und es war genau richtig so. Mein Partner hat dies keinen Augenblick infrage gestellt, sondern ist diesen Weg mit mir zusammen gegangen. Langsam, aber sicher habe ich wieder Vertrauen zu meinem Körper gefunden. Dennoch: Die Schmerzen beim Geschlechtsverkehr sind geblieben. Hier war es wichtig, neue Wege zu gehen und Praktiken zu finden, um dem entgegenzuwirken. Von dem Gedanken »Schmerzen beim Sex sind bei Endometriose normal. Dann muss ich es eben kurz mal aushalten« habe ich mich schnell verabschiedet. NEIN! Du musst nichts aushalten, auch nicht mit Endometriose oder Adenomyose. Und auch dann nicht, wenn du gesund bist. Du musst nicht immer Lust haben. Lass Intimität nur dann zu, wenn du dich auch dazu bereit fühlst. Viele Betroffene nehmen vor dem Liebesspiel Schmerzmittel ein oder trinken Alkohol, nur um weniger von den Schmerzen zu spüren. Um es einfach schnell hinter sich zu bringen. Dabei soll es doch bekanntlich »die schönste Nebensache der Welt« sein und nicht etwas, das du über dich ergehen lassen musst. **Halte dir bitte eines vor Augen: Sex bedeutet nicht aushalten. Niemals.**

Deine Sexualität ist individuell, auch hier existiert leider kein Wundermittel. Dennoch gibt es Wege und kleine Helferlein, damit du deine eigene Sexualität schmerzfrei erleben kannst.

Wenn Sex wehtut ...
Und ein paar wundervolle Ideen, damit das nicht so bleibt

Orgasmen können unseren Hormonhaushalt positiv beeinflussen. Dabei wird nämlich das Hormon Oxytocin ausgeschüttet – und das in großen Mengen. Dieses Hormon sorgt dafür, dass sich das Stresshormon Cortisol in unserem Körper abbaut, man kann es als eine Art »Gegenspieler« des Progesterons bezeichnen. Das »Bindungshormon« Oxytocin, das bei einem Orgasmus ausgeschüttet wird, kann dir dazu verhelfen, dass dein Progesteronspiegel wieder ansteigt. Und dies wiederum wirkt sich positiv bei Zwischenblutungen, PMS und Periodenschmerzen aus. Auf den folgenden Seiten habe ich ein paar Ideen und Tipps für dich, die du ausprobieren könntest, um dein Sexleben schöner zu gestalten und Schmerzen zu vermindern oder verschwinden zu lassen.

Schmerzen beim und nach dem Geschlechtsverkehr – was kann ich selbst tun?

- **Offene Kommunikation mit dem Partner oder der Partnerin:** Communication is the key! Reden, reden und nochmals reden. Sprich offen an, wann und wo du Schmerzen hast. Es braucht manchmal ein bisschen Mut, um mit deinem Partner über deine Ängste und deine eigenen Gefühle zu sprechen. Aber glaub mir, es lohnt sich allemal. Und wer weiß, vielleicht schweißt es euch auch noch enger zusammen. Kommunikation ist das Einzige, was den Teufelskreis der Schmerzen durchbrechen kann.
  Wenn wir schon beim Thema gemeinsame Paarzeit sind: Man kann sich auch zu einer gemeinsamen Paarzeit verabreden. Das klingt vielleicht erst mal sehr unsexy. Aber so gehen eure Liebesstunden nicht im Alltag unter, und ihr könnt den Zeitpunkt sogar dem Zyklus anpassen.
- **Gedankenkarussell anhalten:** Ich kenne es von mir selbst. Man merkt, der Partner wird »kuschelig«, und dann auf einmal gehen einem selbst unzählige Gedanken durch den Kopf. Was ist, wenn ich wieder Schmerzen habe oder früher abbrechen muss? Was ist, wenn ich es meinem Partner oder der Partnerin wieder nicht recht machen kann? Was ist, wenn mir auf einmal wieder die Lust vergeht? Das sind alles Fragen, die einem durch den Kopf schießen können. Und zack, ist man automatisch wieder verkrampfter. Auch deine Beckenmuskulatur wird sich automatisch verkrampfen, und dadurch können die Schmerzen viel stärker sein. Du solltest versuchen, diese Gedanken loszuwerden. Das ist natürlich einfacher gesagt als getan. Aber wenn du es schaffst, dein Gedankenkarussell anzuhalten, dann ist dein Kopf freier. Und wenn du einen freien Kopf hast, bist du natürlich viel entspannter. Das wirkt sich auch positiv auf deinen Körper aus.
  Vielleicht kannst du mit deinem Partner oder deiner Partnerin verabreden, dass ihr vorher noch zusätzlich gemeinsam in die Badewanne geht

oder euch gegenseitig massiert. Auch dies kann deinen Kopf und Körper vorab schon entspannen. Also: raus aus der Grübelfalle und rein in dein kuschliges Liebesspiel!

- **Gleitgel:** Ich glaube, diesen Tipp kennen die meisten bereits: Gleitgel anwenden, um der Scheidentrockenheit entgegenzuwirken. Aber hast du auch schon einmal CBD-Gleitgel ausprobiert? In das Thema CBD sind wir ja schon gemeinsam eingetaucht (siehe S. 107). Aber wie passen CBD und Sex zusammen? CBD ist für seine entspannende und entkrampfende Wirkung bekannt. Außerdem wirkt sich das CBD-Gleitgel positiv auf deine Lust aus, kann deine Durchblutung fördern und sogar deine vaginale Befeuchtung anregen. Das CBD im Gleitgel wird über die Schleimhäute ideal aufgenommen. Da Vulva und Vagina bekanntlich mit Schleimhaut bedeckt sind, kann das CBD hierüber perfekt wirken. Am besten trägst du das CBD-Gleitgel schon ein paar Minuten vor dem Liebesspiel auf – so kann das CBD eine intensivere Wirkung entfalten.
  Wenn du dich im Kinderwunsch befindest: Es gibt spezielles Kinderwunsch-Gleitgel. Auf herkömmliches Gleitgel solltet ihr am besten verzichten, da es für die Spermien schädlich sein und durch seinen sauren pH-Wert die Spermienbeweglichkeit beeinträchtigen kann.

Sextoys zur Verhinderung der Schmerzen beim Sex? Das geht?

Und wie das geht! Es gibt ein neues Toy, das beim Geschlechtsverkehr wie ein Stoßdämpfer wirkt. Es sieht im Prinzip aus wie ein kleines Türmchen aus Rettungsringen und besteht aus Silikon. Passend zur Penislänge können die einzelnen Elemente aufeinandergesteckt werden. Dieses »Türmchen« wird dann über das männliche Glied gezogen (wie eine Art Penisring) und verhindert das (zu) tiefe Eindringen. Es wird empfohlen, das tiefe Eindringen (wenn es schmerzhaft ist) zu vermeiden, da dies das Schmerzgedächtnis triggern kann. Du kannst das Toy einfach im Internet bestellen.

Insidertipp

Bei dem einen Onlinehändler bekommst du das Toy deutlich günstiger als bei einem anderen. Ich kann dir nur empfehlen, die Augen offen zu halten und die Online-Preise zu vergleichen. Dadurch kann man meist ein wenig Geld sparen. Unsere chronischen Erkrankungen kosten uns nämlich schon so viel zu viel (auch Geld, nicht nur Nerven!).

Gemeinsam kreativ werden

Es kann hilfreich sein, gemeinsam kreativ zu werden. Keine Angst, ihr müsst jetzt nicht anfangen, das ganze Kamasutra rauf und runter durchzuturnen. Es sei denn, du oder ihr habt Lust darauf und wollt mal etwas Neues ausprobieren. Dann: Go for it!

Oft ist es schon hilfreich, die Sexpositionen und den Winkel des Eindringens leicht zu verändern und abzuwandeln. Probiert euch gemeinsam aus und schaut, was für euch beide angenehm ist. Ein Stellungswechsel kann die Schmerzen beim Geschlechtsverkehr oftmals schon verringern.

Keilkissen

Hast du schon einmal probiert, beim Liebesspiel ein Keilkissen unter dein Becken zu legen? Nein? Dann probier es unbedingt einmal aus. Der Winkel ist vielleicht nur minimal verändert, aber das kann schon viel bewirken.

Komm solo

Während der Selbstbefriedigung kannst du dich vollkommen auf deinen Körper konzentrieren. Es ist ein Date mit dir selbst. So kannst du selbst am besten herausfinden, was dir guttut und was dir Schmerzen bereitet. Du lernst dadurch deinen Körper besser kennen und kannst deshalb deine Wünsche und Vorstellungen auch viel besser mit deinem Partner oder deiner Partnerin besprechen. Falls du es noch nie ausprobiert hast: Auch Sextoys können eine tolle Ergänzung zum eigentlichen Liebesleben bilden. Auflegevibratoren sind eine tolle Alternative zu einer reinen Penetration. Du kannst sie zusammen mit deinem Partner oder deiner Partnerin benutzen, aber auch für dich allein. Es gibt wundervoll lustbringende Modelle von den Auflegevibratoren ... Durch die stimulierenden Druckwellen soll man sanft zu einem schnellen Höhepunkt kommen. Worauf wartest du also noch?

Den Zyklus tracken

Mir hat es sehr geholfen, meinen Zyklus zu tracken. Je nach Zyklusphase kann sich nämlich auch die Intensität deiner Schmerzen verändern. Beobachte also deinen Zyklus und notiere deine Schmerzen. Es gibt dafür tolle und kostenlose Tracking-Apps. Du wirst sicherlich schnell einen Zusammenhang zwischen deiner Zyklusphase und deinen Schmerzen beim Geschlechtsverkehr feststellen. So kannst du dann deine Liebeszeit vielleicht ein bisschen danach ausrichten, um Schmerzen möglichst zu vermeiden.

Geh sanft mit deinem Beckenboden um!

Zugegeben, auch ich dachte lange Zeit, dass ich mir mit 26 Jahren noch keine Gedanken über meinen Beckenboden machen müsste und das noch Zeit hätte, bis ich weit über 60 Jahre alt wäre. Meine Betonung liegt auf *dachte* … wie so oft hat mich das Leben eines Besseren belehrt. Vor allem Endometriose-Betroffene leiden häufig unter einem zu harten und verspannten Beckenboden, dies wird auch von einer Studie bestätigt.[27] Du kannst dir das ganz einfach vorstellen: Jeder beliebige Muskel verursacht Schmerzen, wenn er verspannt ist. Folglich kann auch unsere verspannte Beckenbodenmuskulatur bei jeder Bewegung Schmerzen hervorrufen, insbesondere beim Geschlechtsverkehr.

Aber Achtung! Viele Menschen verbinden den Beckenboden mit Anspannungsübungen durch Liebeskugeln. Da Endometriose-Betroffene wie bereits gesagt unter einem zu harten Beckenboden leiden, ist dieser oft kraftlos. Liebeskugeln sind Gewichte, das heißt, sie können die gegenteilige Wirkung erzielen. Es wird allerdings eine bewusste Anspannung empfohlen, wie beispielsweise mithilfe eines Biofeedbackgeräts. Diese Geräte sind für das bewusste An- aber auch Entspannen besser geeignet. Darüber kannst du dich von einem Spezialisten beraten lassen, häufig kennen sich auch Schmerztherapeuten damit aus. Es ist wichtig, dass eine solche Anwendung immer ärztlich oder therapeutisch abgesprochen ist und begleitet wird.

Endometriose-Betroffenen wird also eher die Entspannung des Beckenbodens empfohlen. Darauf solltest du dich am Anfang auch erst mal fokussieren, bevor du über Anspannungsübungen nachdenkst. Auch Osteopathie oder Physiotherapie können bei einem angespannten Beckenboden hilfreich wirken.

Tipp

Mir fiel es am Anfang sehr schwer, überhaupt zu verstehen, wo sich mein Beckenboden befindet und wie ich ihn lokalisieren kann. Wenn du auch vor diesem Problem stehst, habe ich hier einen Tipp für dich: Versuche, auf der Toilette beim nächsten Wasserlassen deinen Urinstrahl kurz zu unterbrechen. Die Muskeln, die du nun spürst, gehören zu deiner Beckenbodenmuskulatur.

3 Übungen zur Entspannung deiner Beckenbodenmuskulatur

1. Kreisende Beckenbewegungen

Diese Übung wende ich auch gerne bei einer Yoga-Einheit an. Sie ist leicht umzusetzen: Gehe hierfür in den Vierfüßlerstand und sinke auf deine Ellenbogen ab. Dabei kannst du gern deine Stirn auf deinen Handrücken oder auf der Matte ablegen. Versuche, dich auf deine Beckenbodenmuskulatur zu konzentrieren, spanne diese Muskulatur leicht an und entspanne sie dann wieder. Spüre bewusst deinen Beckenboden und kontrolliere deine Atmung. Atme bewusst ein und aus. Kippe nun dein Becken abwechselnd leicht nach vorne und nach hinten. Dabei geht dein Rücken aus einem Hohlkreuz in einen »Katzenbuckel« über.

Diese Bewegungen kannst du so oft wiederholen, wie du magst. Versuche am Anfang, die Anzahl der Bewegungen langsam zu steigern.

2. Gymnastikball

Bei meiner Endometriose-Reha habe ich den Gymnastikball lieben gelernt. Noch während der Reha habe ich mir online einen eigenen Gymnastikball bestellt, damit dieser schon bei mir zu Hause ist, wenn ich wieder da bin und die Übungen fortsetzen kann.

Hierfür schnappst du dir einfach deinen Gymnastikball und setzt dich darauf. Lass nun sachte dein Becken kreisen. Erst linksherum und dann rechtsherum. Schau, was dir besser tut: kleinere oder größere Kreisbewegungen. Zudem kannst du dein Becken sanft nach vorne und nach hinten kippen lassen.

3. Traubenkernkissen

Auch diese einfache Übung durfte ich bei meiner Endometriose-Reha kennenlernen. Besorg dir ein kleines Traubenkernkissen – das gibt es preiswert in jeder Drogerie, meistens in der Babyabteilung.

Leg dich rücklings auf eine Matte und platziere das Traubenkernkissen unter dir, auf Höhe deines Steißbeins. Lass dein Gewicht auf dem kleinen Kissen ruhen und rolle nun sanft mit deiner Hüfte über das Traubenkernkissen. Verschränke deine Arme und leg sie über Kreuz auf deinen Schultern ab. Du wirst diese Übung am Anfang vielleicht ein wenig unangenehm finden. Das liegt daran, dass dein Steißbein daran nicht gewöhnt ist. Es legt sich aber mit der Wiederholung.

Sexualberatung

Naila von @endo.pareunos ist Sexualberaterin und ebenfalls von Endometriose betroffen. Sie gibt uns einen großartigen Einblick in die Sexualberatung, speziell bei Endometriose und Adenomyose:

»Wenn deine Sexualität durch deine Endometriose eingeschränkt oder sogar schmerzhaft ist, dann ist es besonders wichtig, dass du dich mit diesem Thema liebevoll auseinandersetzt. Eine gute und lustvolle Sexualität ist nicht nur ein körperliches und psychisches Grundbedürfnis, sondern auch essenziell wichtig für das Leben mit einer so schwierigen Erkrankung. Sex ist nicht nur der Akt mit einem anderen Menschen im Bett, Sex bedeutet Sexualität, und Sexualität bedeutet: Wie spürst du dich und deine Bedürfnisse? Wie kannst du deinen Körper positiv und liebevoll berühren und wahrnehmen? Wie kannst du gute Impulse und damit ein Gegengewicht zu den negativen Erfahrungen mit Endometriose setzen?

Sex ist Kommunikation. In einer Sexualberatung darfst du in Gesprächen lernen, wie dein Körper überhaupt beim Sex funktioniert, wie du über deine Bedürfnisse und Grenzen reden kannst und wie du trotz Endometriose eine lustvolle Sexualität erleben darfst. Sexualberatung hilft dir als Single oder in einer Beziehung, deinen Sex zu genießen, zu verstehen, welche Möglichkeiten du mit deinem Körper hast, eine schmerzfreie Sexualität zu leben und zum Beispiel auch mit Themen wie Selbstliebe, Kinderwunsch, Partnerschaft oder körperlichen Veränderungen aufgrund der Erkrankung gut umzugehen.

Ungewollte Schmerzen beim Sex sind niemals normal. Bitte halte beim Sex keine Schmerzen aus, verschweige deine Schmerzen nicht und nimm nicht einfach Tabletten, nur damit dein:e Partner:in Spaß haben kann. Wenn du bis jetzt diesen Weg gegangen bist, dann darfst du wissen, dass es für dich anders sein kann und sollte.

Ich biete Einzelberatungen und Paarberatungen speziell für Menschen mit Endometriose an. In meiner Praxis in Hamburg oder online berate ich meine Klient:innen individuell, und wir schauen gemeinsam, was du für einen selbstbewussten Umgang mit der Diagnose Endometriose brauchst. Auch wenn Endometriose aktuell unheilbar ist, gibt es viele Möglichkeiten, dich zu stärken und deinen eigenen Weg in deine individuelle glückliche Sexualität zu finden. Und dann heißt es bald auch für dich: Stöhnen vor Glück, nicht vor Schmerz!«

Andere mögliche Ursachen für Schmerzen beim oder nach dem Geschlechtsverkehr

- Verspannter Beckenboden
- Beckenbodenentzündung
- Vaginismus (unwillkürliche Verkrampfung der Beckenbodenmuskulatur um die Vagina herum)
- Infektionen im Intimbereich (Jucken oder Brennen)
- Blasenentzündung
- Geschlechtskrankheiten
- Vernarbungen im Scheidenbereich (häufig nach Operationen)
- Allergische Reaktionen auf Verhütungsmittel
- Wechseljahre
- Mangelnde Erregung und dadurch fehlendes Vaginalsekret
- Nach hinten gekippte Gebärmutter
- Tumore und Eierstockzysten

Wichtig: Die Datenlage beim Thema »Endometriose und Sexualität« lässt zum jetzigen Zeitpunkt leider noch zu wünschen übrig. Eines kann ich dir aber versichern: **Schmerzen beim Geschlechtsverkehr sind nicht normal!** Lass die genaue Ursache immer ärztlich abklären. Dieses Problem kannst du bei deinem niedergelassenen Gynäkologen oder in deinem Endometriose-Zentrum ansprechen. Für Schmerzen können verschiedene Ursachen verantwortlich sein, und manche brauchen individuelle bzw. ärztliche Betreuung. Sicher ist sicher!

Sexualität umfasst so viel mehr als das reine Liebesspiel. Sie umfasst viele unserer menschlichen Bedürfnisse, wie Vertrauen, Selbstliebe, Liebe, Zärtlichkeit – aber natürlich auch Lust und Befriedigung.

Kinderwunsch und Kinderwunschtherapie

Das Wichtigste zuerst: Endometriose bedeutet nicht zwangsläufig, dass du unfruchtbar bist. Auch hier sind die Studien leider (noch) nicht sehr aufschlussreich bzw. ergiebig. Allerdings geht man davon aus, dass rund 30–50 Prozent der Endometriose-Betroffenen unter einem unerfüllten Kinderwunsch leiden.(21) Oft ist es so, dass Frauen eine Kinderwunschklinik aufsuchen, da es bei ihnen mit dem Schwangerwerden nicht funktioniert. Und erst dort kommt dann bei einer Untersuchung (Bauchspiegelung) heraus, dass sie an Endometriose oder Adenomyose leiden, was mit einer erschwerten Empfängnis einhergeht. Diese Frauen zeigten zuvor keinerlei Symptome, die auf eine Endometriose oder Adenomyose hingedeutet hätten. Aufgrund ihres unerfüllten Kinderwunsches ahnten sie dennoch, dass möglicherweise irgendwas mit ihrem Körper nicht stimmte.

Bei einer gesicherten Diagnose und einem unerfüllten Kinderwunsch ist es wichtig, dass noch weitere Untersuchungen durchgeführt werden. Es gibt viele unterschiedliche Gründe, weshalb ein Kinderwunsch unerfüllt bleibt. Weitere mögliche Ursachen können sein: PCO-Syndrom (gestörte Eizell-Reifung, hormonelle Störung), Myome, Polypen, Gebärmutterfehlbildungen, die Schilddrüse, verschiedene Infektionen oder eine Hyperprolaktinämie (erhöhte Werte des »Milchhormons« Prolaktin).

Im Folgenden möchte ich euch die Basics des Kinderwunsches näherbringen. Es gibt Begriffe in diesem Bereich, die du bestimmt schon einmal gehört hast, bei denen du aber vielleicht nicht genau weißt, was sie eigentlich bedeuten. Das lässt sich hierdurch ändern.

Wichtig: Bei einem Paar mit unerfülltem Kinderwunsch sollte sich der Partner vom Arzt auch immer mit untersuchen lassen. Schließlich liegt die Ursache nicht immer bei der Frau, auch der Gesundheitszustand des

Mannes spielt eine große Rolle. Bei einem Mann können folgende Faktoren zur Unfruchtbarkeit führen: Einschränkung der Spermienqualität, Störung der Spermienproduktion, verschiedene Infektionen (zum Beispiel Chlamydien), Operationen (etwa an einem Leistenbruch), Harnröhrenverengung, Entzündungen von Hoden, Nebenhoden und der Prostata oder durch angeborene Fehlbildungen.

Der weibliche Zyklus - an welchen Tagen kann ich schwanger werden?

Es gibt keinen »durchschnittlichen« Zyklus, der 28 Tage dauert und bei dem der Eisprung dann am 14. Tag erfolgt. Viele Frauen haben mit Zyklusschwankungen zu kämpfen, weshalb der Zyklus zwischen 25 und 35 Tagen schwanken kann. Auch bei Endometriose oder Adenomyose ist dies ein häufiges Symptom, mit dem viele daran Erkrankte zu kämpfen haben.

Um es möglichst einfach zu erklären: Der weibliche Zyklus beginnt am 1. Tag der Periode und endet mit dem letzten Tag vor deiner nächsten Blutung. Wenn du am Tag des Eisprungs oder bis zu fünf Tage davor Geschlechtsverkehr hast, ohne zu verhüten, besteht die Möglichkeit einer Schwangerschaft. Hier spricht man dann von den »fruchtbaren Tagen«, alle anderen sind die »nicht fruchtbaren Tage«. Die Wahrscheinlichkeit, dass es zu einer Schwangerschaft kommt, ist am Tag des Eisprungs am höchsten. Dieser findet in der Mitte des Zyklus statt. Wenn es während der fruchtbaren Tage nicht zu einer Befruchtung kommt, wird die Eizelle mit der Periode ausgestoßen. Am ersten Tag der Blutung beginnt ein neuer Zyklus.

Ist die fruchtbare Phase im laufenden Zyklus verstrichen, hast du erst wieder im nächsten Zyklus die Chance, auf natürlichem Weg schwanger zu werden.

Wenn du schwanger werden möchtest … erst mal mit Mythen aufräumen!

Du kannst also nicht an jedem Tag deines Zyklus schwanger werden, und ja, du kannst auch während deiner Periode schwanger werden, wenn ihr beim Geschlechtsverkehr nicht verhütet. Dies passiert zwar selten, aber es passiert.

Wenn du schwanger werden möchtest, solltest du als ersten und wichtigsten Schritt herausfinden, wann deine fruchtbaren Tage sind und wann dein Eisprung stattfindet. Dazu kann es hilfreich sein, deinen Zyklus mit einem Basalthermometer zu tracken. Ein Basalthermometer und einen Zykluscomputer kannst du in jeder Apotheke oder auch online erwerben. Die Preisspanne reicht weit: Es gibt günstige und auch sehr hochpreisige Modelle. Da musst du schauen, was für dich infrage kommt. Die neuen Modelle sind mittlerweile alle mit einer App verknüpft. Dadurch kannst du alles in deine Zyklus-Tracking-App eintragen und hast diese immer griffbereit.

Außerdem kannst du dadurch deine Beschwerden deinem Zyklus besser zuordnen und sie besser verstehen. Auch die Beobachtung des Zervixschleims kann dir Aufschluss über deine fruchtbaren Tage geben. Mit einem zusätzlichen Ovulationstest kannst du ebenfalls den Zeitpunkt deiner fruchtbaren Tage und deines Eisprungs bestimmen.

Wichtig: Nicht alle Frauen menstruieren, und nicht alle, die menstruieren, sind Frauen. Die Periode ist schon lange keine reine »Frauensache« mehr.

Das kleine Lexikon rund um den (natürlichen) Kinderwunsch

Abort

Darunter versteht man die ungewollte und vorzeitige Beendigung einer Schwangerschaft vor der 20.–24. Schwangerschaftswoche. Wird auch »Fehlgeburt« genannt.

AMH-Wert

Das Anti-Müller-Hormon (AMH) gibt Auskunft darüber, wie viele Eizellen eine Frau produziert. Also wie viele Eizellen dir noch »zur Verfügung stehen«. Der AMH-Wert sagt aber nichts über die Qualität der Eizellen aus. Das Anti-Müller-Hormon wird in den Eierstöcken gebildet bzw. in den Granulosazellen. Diese Zellen sind dafür da, um die Follikel zu umgeben, in denen die Eizellen dann heranreifen. Der AMH-Wert ist aber auch bei einem Besuch im Kinderwunschzentrum nicht ganz unerheblich. Dieser Wert wird immer am Anfang gemessen, wenn keine Schwangerschaft einsetzt. Anhand dieses Wertes können Experten die Erfolgschancen einer möglichen künstlichen Befruchtung sehr gut einschätzen. Dadurch können die Kinderwunsch-Medikamente auf den AMH-Wert abgestimmt und eine Überstimulation vermieden werden. Die Medikamente werden eingesetzt, um die Eierstöcke anzuregen – mehr Eizellen zu produzieren.

Deinen AMH-Wert kannst du in einem Kinderwunschzentrum testen lassen. Die Kosten belaufen sich auf ungefähr 30–150 €. Wenn dieser Test medizinisch notwendig ist, kann es sein, dass deine Krankenkasse sich an den Kosten beteiligt oder die Kosten sogar übernimmt. Dies wird allerdings individuell entschieden. Halte hier am besten vorher direkt Rücksprache mit deiner gesetzlichen Krankenkasse.

Wichtig: Trotz eines niedrigen AMH-Wertes kann es zu einer Spontanschwangerschaft kommen!

Eileiterdurchgängigkeitsprüfung (HYFOSO)

Das ist aber ein langes Wort! Einer der ersten Schritte bei der Beurteilung der Fruchtbarkeit einer Frau ist die Untersuchung der Eileiterdurchgängigkeit. Sie wird oft schon während der Bauchspiegelung mit gemacht.

Eileiterschwangerschaft (Tubargravidität)

Bei einer Eileiterschwangerschaft nistet sich das Ei nach seiner Befruchtung nicht in der Gebärmutter ein, sondern in der Schleimhaut des Eileiters. Die Wahrscheinlichkeit einer Eileiterschwangerschaft ist sehr gering, sie liegt gegenüber einer regulären Schwangerschaft bei 1–2 Prozent. Folgende Symptome können darauf hindeuten: einseitige Schmerzen im Unterbauch, Spannungsschmerz bei Berührung bei dem betroffenen Eileiter, Schmierblutungen und Fieber.

Wenn eine Eileiterschwangerschaft nicht rechtzeitig erkannt wird, kann das schwere gesundheitliche Folgen für die Betroffene haben. Deshalb sollte bei Verdacht unbedingt sofort ein Frauenarzt oder eine Frauenärztin aufgesucht werden.

Endometrium

Ganz einfach und knapp: Das ist die Gebärmutterschleimhaut. Hier findet die Einnistung der befruchteten Eizelle statt.

Fertilität

»Fruchtbarkeit«. Darunter versteht man die Fähigkeit einer Frau, schwanger zu werden und das Kind dann in ihrem Bauch auszutragen. Die Fruchtbarkeit endet bei einer Frau mit dem Beginn der Wechseljahre. Bei einem Mann bedeutet Fertilität, dass er intakte und gut bewegliche Spermien in ausreichender Zahl produziert, also Kinder zeugen kann. Es gibt keinen genauen Zeitpunkt, an dem die Fruchtbarkeit bei einem Mann nachlässt, doch sie schwindet im zunehmenden Alter ebenfalls. Und Rauchen ist ganz schädlich für die Spermienproduktion und -qualität!

Follikel

Kleine Bläschen, die sich im weiblichen Eierstock befinden. Dort wachsen die Eizellen heran.

Infertilität

Das ist genau das Gegenteil der Fertilität. Infertilität ist der medizinische Ausdruck für Unfruchtbarkeit. Bei einem Mann bezeichnet er die Zeugungsunfähigkeit und bei einer Frau die Empfängnisunfähigkeit.

Progesteron

Auch als »Gelbkörperhormon« bekannt. Damit es überhaupt zu einer Schwangerschaft kommen kann, spielt das Hormon eine große Rolle. Wenn der Progesteronwert zu niedrig ist, kann dies eine Schwangerschaft behindern. Bei einer Kinderwunschbehandlung wird dieses Hormon als Medikament verabreicht.

Sterilisation

Wenn man mit seinem Kinderwunsch endgültig abgeschlossen hat und sich nichts sehnlicher wünscht, als unfruchtbar zu sein und keine Kinder zu bekommen – dann kann man sich für eine Sterilisation entscheiden. Mit einem operativen Eingriff werden beide Eileiter der Frau verschlossen oder durchtrennt, dies geschieht meistens unter Vollnarkose bei einer Bauchspiegelung. Beim Mann werden die Samenleiter durchtrennt und die losen Enden verschlossen.

Sterilität

Wenn man über zwei Jahre hinweg Geschlechtsverkehr hat, ohne zu verhüten, und nicht schwanger wird, sprechen Mediziner von Sterilität. Dennoch bedeutet die Diagnose »Sterilität« nicht automatisch, dass Paare kinderlos bleiben müssen. Mithilfe der Fertilitätsmedizin können sich viele Paare den Wunsch nach einem Kind trotzdem erfüllen.

Kinderwunsch

Alina, auch von Endometriose und Adenomyose betroffen, erzählt uns ihre Geschichte

»Sie haben Adenomyose und Endometriose – wenn Sie Kinder haben wollen, dann sollten Sie zügig anfangen.« – So oder so ähnlich begann meine Kinderwunschreise. Ich war 24 Jahre alt, Single, noch in der Findungsphase, was das Berufsleben anbelangte, und mit dieser Aussage nur überfordert. »Ich, ein Kind? Jetzt? Mit wem denn?« Seinerzeit habe ich den Gedanken und die Sorgen also erst einmal beiseitegeschoben und mich nicht mehr drum gekümmert. Als ich 30 Jahre alt war, zog ich im August 2019 nach Hamburg, wo ich meinen jetzigen Partner kennengelernt habe. Der erste Mann, bei dem ich das Gefühl hatte »Hat sich gelohnt, Single zu bleiben« und »Ich kann mir vorstellen, mit diesem Mann ein Kind zu bekommen«. Ich habe mir im April 2020 die Mirena-Spirale ziehen lassen. Nach knapp 20 Jahren stand ich da nun: keine Pillen, keine künstlichen Hormone, das erste Mal seit meinem 14. Lebensjahr wieder meine Periode spüren, meinen Körper, richtige, echte Hormone. Ich zelebrierte es und tu es immer noch, obwohl ich immer Probleme mit meiner Periode hatte. Ohnmacht, Übelkeit, Dysmenorrhö usw. Aber diese Periode, sie war einfach nur noch großartig. Klar, sie schmerzt. Das wäre sonst gelogen, aber sie ist »in Ordnung«. Mit Osteopathie und Physiotherapie habe ich alles in eine gute Richtung geführt.

Nach jeder OP wird einer Frau gesagt: Jetzt ist alles schick, es kann losgehen mit dem Babymachen. Ich hatte jedoch noch etwas daran zu knabbern, dass die OP nicht gut verlief und dass einer meiner Eileiter nicht durchgängig ist. Spielen wir also mit 50 Prozent der Mannschaft.

Es funktionierte auch sehr schnell. Die Story von unserem ersten Wunder ist traurig und schön zu gleich: Wir waren in Griechenland auf einem Berg mit einer Kirche, die ein Fruchtbarkeitsort ist. Name: Moni Tsambika (»Kirche der Jungfrau Maria«). Ich zündete eine Kerze an und glaubte einfach an die alten Legenden, die sich um diesen Ort ranken. Ich habe mir ein Kind gewünscht. Wie so viele Frauen mit Kinderwunsch, die schon vor mir dort waren. Zurück in Deutschland merkte ich schon: Irgendetwas ist anders = Schwangerschaftstest positiv. Wir konnten es nicht glauben. Ich habe jedes Ziehen meines Unterleibs, Übelkeit und Ablehnung von Lebensmitteln, die Müdigkeit zelebriert. Ich sah das Herzchen schlagen ... bis zur SSW 11, als ich die Mitteilung bekam: Missed Abortion (»verhaltene Fehlgeburt«). Mein Körper wollte nicht loslassen, obwohl das Leben beendet war. Ich war froh, damals schon eine Hebamme gehabt zu haben. Was viele einem nicht sagen: Du hast Anspruch auf Trauerbegleitung durch eine Hebamme! Ich fühlte mich danach von meinem Körper verraten, im Stich gelassen. Du gehst nicht davon aus, dass gerade DU 1 von 4 sein sollst, denen eine Fehlgeburt passiert. Auch wenn mir bekannt war, dass es »normal« ist, dass das passiert. Zur Verarbeitung taten mir spirituelle Dinge sehr gut. Ich habe einen Brief an mein »Kind« geschrieben, ich habe eine Kerze angezündet, die Ausschabung als »Beerdigung« angesehen und mit positiven Gedanken die Augen zugemacht. Ja, sogar die Tests habe ich aufbewahrt in meiner »Happy Box«. Das war meine Form von Abschiednehmen.

Es hat jedoch Zeit in Anspruch genommen. Ich war schockiert und noch mehr angewidert von der Gesellschaft. Fehlgeburten sind nach wie vor ein Tabuthema. Sollten sie aber nicht sein. Ich fühlte mich in meinem Leben noch nie so allein!

Danach folgte schnell mein Eisprung, sehr schnell eine zweite Schwangerschaft. Diese ist jedoch sehr früh abgegangen. Danach war bei mir einfach Schluss. Schluss mit Babys. Schluss mit dem Kinderwunsch. Ich konnte Kinder nicht mehr um mich haben. Ich konnte mich nicht mehr richtig freuen für andere, weil ich nur dachte: *Warum ich nicht?*

Wir Frauen dürfen nie vergessen, dass auch Männer leiden. Sie sehen uns und spüren, was für Schmerzen und Sorgen wir haben. So ging es auch meinem Partner. Unsere Partnerschaft litt, und doch ist sie noch stärker geworden, aber belastet. Die »schönste Nebensache« der Welt wurde gefühlt zum Pflichtakt. Unter Druck gesetzt von Mutter Natur, Gesellschaft, Medizin und einem selbst. Durch Stress, Covid-Infektion und eine weitere chronische Erkrankung war mein Zyklus völlig raus, keine Eisprünge mehr. Ich war nur noch verzweifelt. Bis meine Gynäkologin meinte: »Das geht vorbei! Lernen Sie, Ihrem Körper wieder zu vertrauen«. Somit fing ich wieder an mit Achtsamkeit, wieder Bücher zu lesen und einfach wieder auf meinen Körper zu hören. Es fiel mir schwer, in irgendeiner Form positiv zu denken. Es war einfach zu viel. Ich hatte keine Kraft mehr für Gespräche à la: »Versucht ihr noch? Hast du x probiert? Ich kenne jemand bei dem xx …«. Nein, ich wollte nicht mehr über mich reden. Bis zum Juli 2022 – als der Schwangerschaftstest wieder positiv ausfiel! Ein Regenbogen ist auf dem Weg! Ob ich mich freue? Innerlich, ganz tief drin, ja. Objektiv, ganz nüchtern betrachtet, bin ich doch sehr verhalten und versuche, »nicht dran zu denken«. Ich weiß, ich bin schwanger, und doch verdränge ich es ein wenig. Ich tu so, als wenn ich es nicht wäre – natürlich mit dem Hintergedanken, dass ich aufpassen muss. Die Müdigkeit, der Kreislauf und der nicht schmeckende Kaffee erinnern mich schon gut genug daran.

Während ich diese Zeilen schreibe, bin ich in der sechsten Woche. Sehr früh. Allerdings habe ich durch meine Achtsamkeitsübungen und Meditationen gelernt, dass ich meinem Körper, dem großen Ganzen, vertrauen muss. Mein Körper hat empfangen, mein Körper ist dafür gemacht! Ich habe mir positive Affirmationen aufgeschrieben. Damals wie heute. Manifestiert. Habe ich Angst vor dem ersten Ultraschall? Oh ja! Habe ich Angst vor dem zweiten? Absolut! Und doch weiß ich, dass ich nichts ändern kann. In Norddeutschland sagen wir auf Platt so schön: »Kummt alls, as dat komen mutt«. Und ich finde, das klingt wunderschön. Wenn ich an mein 24-jähriges Ich zurückdenke, wenn ich daran zurückdenke, dass ich nur einen Eileiter habe, der mitspielen mag, eine Gebärmutter mit einer verdickten Hinterwand und in Fragezeichenform, zwei Fehlgeburten, eine chronische Darmerkrankung ... Es hat immer funktioniert! Auf natürlichem Wege! Ich habe den Glauben an mich und meinen Körper nicht aufgegeben und das werde ich auch nicht. Mit meiner Geschichte möchte ich Mut machen, dass es gelingen kann. Dass man trotz Niederschlägen aufstehen und nie den Glauben an sich und seinen Körper verlieren sollte. Dass Ängste zu haben vollkommen in Ordnung ist. Gefühle haben ihre Berechtigung. Sieh sie wie eine Wolke vor der Sonne, diese ziehen auch irgendwann ab und bringen die Sonne wieder zum Strahlen. Glaub an dich!«

Und da eine einzige Mutmachgeschichte zum richtig viel Mutmachen bei Weitem nicht ausreicht, möchte ich Stefanie noch ihre eigene Geschichte erzählen lassen. Diese beweist ebenfalls, dass eine Frau auch mit Endometriose schwanger werden kann und dass man an seinem Kinderwunsch in jedem Fall festhalten sollte.

Liebe im Bauch

Stefanie, ebenfalls an Endometriose erkrankt, teilt ihre persönliche Kinderwunschgeschichte mit uns

»Ich stehe in den Regalreihen einer Drogeriekette, am Telefon meine Mutter. »Mama, ich weiß wirklich nicht, wie es weitergehen soll. Wie soll ich jemals schwanger werden und vor allem sein, wenn ich schon jetzt immer so starke Schmerzen habe? Allein die Vorstellung, dass da noch etwas anderes in mir wächst und sich zu den Schmerzen gesellt, einfach unvorstellbar.« Ich erinnere mich noch so gut an dieses Gespräch mit meiner Mutter. Die Diagnose Endometriose habe ich seit ein paar Monaten, an den Symptomen, meinen vor allem sehr starken periodenunabhängigen Schmerzen, verzweifle ich noch immer.

Nach der Bauchspiegelung zur Abklärung meiner Schmerzen kam der Oberarzt zu meinem Freund und mir ins Zimmer. Ich war noch ganz kaputt von der Vollnarkose, und er sagte zu uns, dass wir es, wenn es uns mit unserem Kinderwunsch ernst sei, nun unbedingt probieren sollten. Mein Kinderwunsch existiert schon länger, aber von den Dauerschmerzen bin ich seelisch und körperlich mittlerweile so erschöpft, dass der Wunsch erst mal hintenansteht. Dass mir alle sagen, dass mit einer Schwangerschaft die Schmerzen meistens besser werden oder sogar lange ganz verschwinden, bringt mir zu der Zeit gar nichts. An eine Zeit ohne Schmerzen kann ich mich einfach nicht mehr erinnern, deshalb fällt es mir auch schwer, daran zu glauben. Ich muss mich erst mal um mich kümmern.

13 Jahre bin ich von Arzt zu Arzt gelaufen, behandelt wurde ich auf verschiedene Verdachtsdiagnosen, immer ohne Erfolg. Nun ist da die Diagnose, endlich ein echter Grund für all den Schmerz. Zum Glück habe ich eine verständnisvolle Frauenärztin, die meine Schmerzen und Verzweiflung ernst nimmt und mir neben einer Ernährungstherapie auch eine

Schmerztherapie ermöglicht. Für mich persönlich ein wichtiger Wendepunkt in meiner Endometriose-Geschichte. Die Schmerztherapeuten stellen meinen Schmerz nicht infrage, sondern stellen ihn in den Mittelpunkt ihrer Arbeit. Und endlich war da der Weg, der Besserung brachte. Die Schmerztherapie (bei mir persönlich eine Kombination aus Medikamenten und Psychotherapie) brachte endlich eine schmerzfreie Zeit und damit neue Energie für andere Themen in meinem Leben. Die Endometriose stand endlich nicht mehr im Weg bei all den Wünschen, die ich an mein Leben hatte und habe. So wie auch mein Kinderwunsch, der mit der schmerzfreien Zeit sehr viel intensiver wurde. Ich sprach mit meiner Frauenärztin und meiner Schmerztherapeutin über den Kinderwunsch und auch über meine große Angst, durch das Absetzen der Medikamente und das »es versuchen, schwanger zu werden« eventuell einen Schmerzrückfall zu erleiden. Sie bestärkten mich jedoch sehr in meinem Wunsch und darin, auf meinen Körper zu vertrauen, und waren auch in der Zeit des allmählichen Absetzens und Ausschleichens der Medikamente sehr für mich da.

Es wäre gelogen, wenn ich sagen würde, dass die erste Periode nach dem Absetzen der Hormone, die ich genommen hatte, angenehm gewesen wäre. Das war sie für mich nicht, ganz im Gegenteil. Ich habe sogar kurzzeitig alles bereut. Doch war da auch die Chance für etwas ganz Großes, und wir, mein Partner und ich, wollten zumindest versuchen, sie zu ergreifen. Da ich auf Anraten der Ärzte meinen Eisprung und alles drum herum sehr genau verfolgte, wusste ich auch relativ früh, dass mit dem ersten Eisprung nach dem Absetzen der Hormone irgendetwas anders war. Dieser ziehende Schmerz war ein Vorbote für das, was mich zwei Wochen später erwartete: ein positiver Schwangerschaftstest, nachdem ich laut meiner Tracking-App zwei Tage überfällig war.

Die Anfangszeit meiner Schwangerschaft konnte ich nicht wirklich genießen. Ich hatte zwar kaum bis gar keine Schmerzen mehr (in der Schwangerschaft sind die Schmerzen mit der Zeit dann auch, wie alle sagen, komplett verschwunden), jedoch hatte ich sehr viel Angst, das Kind vielleicht doch noch zu verlieren, oder dass mein Körper vielleicht doch noch nicht bereit war für das Wunder und es nicht richtig versorgen könnte. Im Nachhinein alles völlig unbegründete Sorgen und Ängste, aber vermutlich doch auch nachvollziehbar nach der langen Zeit, in der mein Körper und ich nicht immer die besten Freunde waren. Heute liegt da dieses wundervolle Kind neben mir, und ich bin einfach nur super dankbar. Dankbar für die wunderschöne Schwangerschaft, das gesunde Kind und die natürliche Geburt, die ich haben durfte und die auch irgendwie heilsam für mich war, denn es waren die ersten Schmerzen nach der Diagnose, die ich gerne gefühlt und durchlebt habe.«

Kinderwunschbehandlung

Sollten Endometriose-Zysten und Endometriose-Herde die Fruchtbarkeit einer Frau beeinflussen, so wird empfohlen, dieses Gewebe im Rahmen einer Bauchspiegelung zu entfernen und sich nach einer sechswöchigen Pause dem Kinderwunsch zu widmen.

Dennoch passiert es einigen Betroffenen, dass sich ihr Kinderwunsch auf dem natürlichen Weg nicht erfüllen lässt. In solchen Fällen kann es ratsam sein, sich Hilfe und Unterstützung in einem Kinderwunschzentrum zu suchen. Manche Kinderwunschzentren arbeiten Hand in Hand mit Endometriose-Zentren zusammen. Die moderne Reproduktionsmedizin verfügt über eine Vielzahl von Möglichkeiten der künstlichen Befruchtung.

Online kannst du dich auf sämtlichen Portalen rund um den Kinderwunsch beraten lassen. Über den QR-Code im Anhang auf S. 218 findest du einen Link zum Informationsportal Kinderwunsch. Dort gibt es Hilfe und Unterstützung bei ungewollter Kinderlosigkeit sowie verschiedene Beratungsmöglichkeiten. Du kannst dort auch Infomaterial anfordern.

Selbst ein Wunder braucht seine Zeit

Mir war es schon immer sehr wichtig, meinen Worten einen Raum zu geben. Vor einiger Zeit habe ich mich dann dazu entschieden, einen Brief an mein Wunschkind zu schreiben. So konnte ich alle Gedanken, die in meinem Kopf und in meinem Herzen schlummerten, endlich mal loswerden und meine Trauer auf diese Art bewältigen. Danach konnte ich wieder klarere Gedanken fassen und neue Energie tanken, die ich so sehr brauche. Insgeheim wünsche ich mir, dass diese Zeilen irgendwann Wirklichkeit werden. Und wer weiß, vielleicht kann ich dich hiermit dazu inspirieren, Stift und Papier in die Hand zu nehmen und deine Gefühle, Ängste und Fragen aufzuschreiben.

Ein Brief an mein Wunschkind

Hallo Mucki,
hier ist deine Mama. Ich weiß, dass viele Menschen diesen Brief als albern betrachten werden. Aber das ist mir gleich. Ich bin fest davon überzeugt, dass dieser Brief dich erreichen wird – egal, wo du gerade bist.

Zugegeben, ich weiß, dass ich nicht perfekt sein werde. Aber möchte ich überhaupt perfekt sein? Ich werde viele Fehler machen. So unglaublich viele Fehler. Aber ich werde gut für dich sorgen und für dich da sein, egal, was geschieht. Wenn ich dir in deine glücklichen Augen sehen werde, weiß ich, dass ich doch alles richtig mache. Denn dein Lächeln lässt all meine Selbstzweifel verschwinden.

Ich weiß nicht, ob ich jemals das Glück haben werde, dich wie eine Löwenmama beschützen zu können. Dich zu nähren, dich in den Schlaf zu wiegen, deine Tränen zu trocknen oder jemals das Wort »Mama« aus deinem Mund zu hören. Ich weiß nicht, ob ich jemals nächtelang wach bleibe, nur weil ich mir Sorgen um dich mache oder weil du einfach nicht schlafen möchtest. Ich weiß nicht, ob ich jemals deine kleine Stupsnase streicheln oder dir dein Lieblingsgericht kochen werde. Was das wohl sein wird? Spaghetti Bolognese, ganz wie die Mama? Oder wird es ein leckeres Schnitzel sein, weil du all das liebst, was auch der Papa gerne isst? Ganz egal, was es ist, ich werde es dir voller Liebe zubereiten. Ich weiß nicht, ob Papa dich jemals an seiner Hand halten kann und alle Hürden und großartigen Erlebnisse in deinem Leben mit dir teilen wird. Ich weiß nicht, ob ich dich jemals aufwachsen sehen werde. Oft stellt sich mir die Frage, ob ich irgendwann am Fußballfeldrand stehen und dich anfeuern werde oder ob ich dich zu deinen Reitstunden begleiten werde. Vielleicht interessierst du dich auch gar nicht für Sport, sondern bist kreativ und malst mir die schönsten bunten Bilder – die ich in unserem ganzen Haus aufhängen werde. Jedes einzelne Bild ist mit so viel Liebe gemalt, und du bist so unglaublich stolz, wenn du es mir schenkst. Ganz egal, was es ist und wofür du dich entscheidest, ich werde da sein und jedes Hobby mir dir gemeinsam durchziehen. Ich werde so unglaublich stolz auf dich sein, weil ich jetzt schon weiß, dass du deinen Weg gehen wirst. Ich weiß nicht, ob du jemals auf meinem Schoß sitzen und mir eine Umarmung schenken wirst, und ich weiß auch nicht, ob wir beide jemals einfach auf dem Boden liegen und gemeinsam lachen werden. Ich weiß nicht, ob du jemals mit Fienchen ein Herz und eine Seele sein wirst. Du fragst dich jetzt sicherlich, wer Fienchen ist, richtig? Fienchen ist unsere Hündin, und sie wird dich beschützen und an deiner Seite sein, wann immer du es zulässt. Auch Fienchen ist schon ganz aufgeregt, dich kennenzulernen. Wir alle sind unglaublich aufgeregt, dich kennenzulernen. Auch Oma und Opa können es kaum erwarten, dich in ihre Arme schließen zu können. Du wirst in einer Familie aufwachsen, die so voller Liebe ist. Ich könnte mir keine schönere Familie für dich vorstellen, mein Engel.

So früh habe ich mir schon meine eigene kleine Familie gewünscht. Ich hatte immer eine klare Vorstellung von meinem Leben: einen großartigen Herzensmenschen an meiner Seite, ein kleines Häuschen, einen Hund und dich. Eine ruhige Umgebung und einen sicheren Ort, wo wir als Familie zusammenwachsen können.

Es ist in Ordnung, wenn ich an manchen Tagen voller Hoffnung in die Zukunft blicke, während an anderen Tagen für mich alles grau bis schwarz wird. Dennoch wird es mich auch in der Zukunft nicht davon abhalten, an dich zu denken und dich sehnlichst herbeizuwünschen. Ich habe so viel Liebe für dich und ich möchte sie dir endlich schenken. Es gibt so viele Situationen, in denen dein Papa für mich eine große Stütze ist. Er trocknet meine Tränen, wenn ich realisiere, dass du noch nicht bei mir sein kannst. Zudem beschert er mir schöne Gedanken, damit ich mal wieder mit der bitteren Realität fertig werde. Ich weiß schon sehr lange, dass er ein toller und liebevoller Papa für dich sein wird. Dies wusste ich schon ganz früh. Ich könnte mir keinen besseren Menschen als Papa für dich vorstellen. Und auch er wird dich mehr lieben als sich selbst. Du wirst das Größte und Wertvollste sein, was wir beide jemals zustande bekommen haben.

Obwohl ich dich zum jetzigen Zeitpunkt noch nicht einmal kenne, warte ich auf dich. Vielleicht klammere ich mich auch nur an eine Hoffnung. Aber tief in mir weiß ich, dass es dich gibt. Ich weiß nur nicht, wann ich dich schließlich kennenlernen werde.

Du fehlst mir so sehr, obwohl du noch gar nicht bei mir bist. Ich warte auf dich, mein kleiner Engel. Ich weiß nicht, ob du jemals bei mir sein wirst. Aber ich werde niemals die Hoffnung aufgeben, dich in meinen Armen halten zu können. Ich vertraue darauf, dass alles gut wird – denn nach jedem Sturm folgt ein Regenbogen. Ich liebe dich, mein Mucki!

In Liebe, deine Mama

Die K-Frage und warum man diese Frage nicht mehr stellt

Vor ein paar Jahren fragte mich eine Arbeitskollegin: »Vivian, willst du uns etwas verraten? Bist du etwa schwanger?«, als ich mir in aller Seelenruhe in der Küche meinen Latte Macchiato zubereitet habe, und zeigte auf meinen Bauch. »Was bin ich?« fragte ich zurück, und sie antwortete: »Na, schwanger?!« und schaute mich freudestrahlend an. Ich guckte runter zu meinem Bauch und erblickte meinen Endobelly. Mein Bauch war mal wieder vor Schmerzen auf das Vierfache angeschwollen. Es war aber alles andere als ein schöner Schwangerschaftsbauch. Also erwiderte ich ihr: »Schön wär's ...«, schnappte mir meinen Kaffee und huschte zu meinem Arbeitsplatz zurück. Als ich dort ankam, kullerten mir Tränen die Wangen nur so herunter. Ich konnte es gar nicht glauben und war immer noch geschockt durch diese unsensible Fragerei. Es war das eingetroffen, wovor ich immer Angst hatte: dass mein vor Schmerzen angeschwollener Bauch als Schwangerschaftsbauch angesehen wird. Ich weiß doch gar nicht, ob ich jemals schwanger werden kann. Oft plagen mich deshalb Ängste und Zweifel. Nicht jede Frau möchte gefragt werden, ob sie schwanger ist.

Seit dem Tag habe ich oft nur weite und luftige Klamotten getragen, nur keine zu engen Oberteile. Ich wollte einfach den Blicken und weiteren unsensiblen Fragen aus dem Weg gehen. Zum Glück hat sich dies nach einiger Zeit gelegt, und ich kann wieder das tragen, was ich möchte – ohne mich von anderen Menschen einschränken zu lassen.

Fragen nach der Familienplanung sollte man in der heutigen Zeit unbedingt kritisch und mit Vorsicht betrachten.

Es gibt viele Gründe, warum die K-Frage in jedem Fall unpassend ist:

- Stell dir vor, ein Paar versucht schon seit Jahren, ein Kind zu bekommen, und es funktioniert einfach nicht. In so einem Fall nach der Familienplanung zu fragen, ist nicht nur unpassend, sondern kann kinderlose Paare auch extrem triggern. Nicht jede Frau kann Kinder bekommen, nicht jeder Mann kann Kinder zeugen.

- Dann gibt es selbstverständlich auch noch Menschen oder Paare, die gar keine Kinder haben wollen. Diese Menschen sehen sich dann häufig dazu gezwungen, sich für ihre Haltung zu rechtfertigen. Und nur so nebenbei: Auch kinderlose Paare, die sich bewusst dafür entschieden haben, können ein erfülltes und glückliches Leben führen. Es kann für solche Paare sehr anstrengend sein, immer wieder mit dem Thema konfrontiert zu werden, obwohl sie selbst damit schon lange abgeschlossen haben. Nicht jeder Mensch *möchte* Kinder bekommen.
- Und was ist, wenn eine solche taktlose, übergriffige Frage eine Frau trifft, die gerade eine Fehlgeburt hinter sich hat? Vielleicht ist genau diese Frau gerade dabei, dieses schmerzvolle Ereignis zu verarbeiten und sich körperlich davon zu erholen. Eine solche Frage erinnert sie nur an ihren wohl größten Verlust.
- In der Gesellschaft ist leider die Vorstellung verankert, dass jede Frau eine glückliche Schwangerschaft erlebt. Dem ist allerdings in vielen Fällen nicht so. Viele Frauen sind ungewollt oder ungeplant schwanger. Es gibt Schwangerschaften, die ein enormes gesundheitliches Risiko für die Frau darstellen und/oder mit massiven körperlichen Symptomen einhergehen. Nein, nicht jede Frau hat das Glück, eine glückliche und entspannte Schwangerschaft erleben zu dürfen. Auch aus diesem Grund ist eine solche Frage grenzüberschreitend und unangebracht.

Ehrliche Frage - ehrliche Antwort!

Mittlerweile bin ich schlagfertiger geworden, und jeder, der mir eine unpassende Frage stellt, kriegt auch eine ehrliche Antwort von mir. Denn wie heißt es so schön? Auf ehrliche Fragen gibt es ehrliche Antworten. Aber hier verbirgt sich ein weiteres Problem: Viele Menschen haben überhaupt

Info

Wenn dir die K-Frage bei einem Bewerbungsgespräch von einem potenziellen Arbeitgeber gestellt wird, musst du sie nicht beantworten – du darfst sogar lügen. Nach § 1 Allgemeines Gleichbehandlungsgesetz ist diese Frage in einem Bewerbungsgespräch unzulässig.

keine Schwierigkeiten, taktlose, übergriffige Fragen zu stellen, aber sie haben ein Problem damit, wenn sie eine ehrliche Antwort bekommen. Von mir gibt es immer dieselbe Antwort: »Ich weiß noch gar nicht, ob ich mit meiner Erkrankung überhaupt jemals schwanger werden kann.«

Entweder ist es danach still oder es kommt eine pampige Antwort – oder (mein Favorit): Die Person merkt, dass ihre Frage unangebracht war, und lernt für die Zukunft daraus.

Trigger-Warnung!
Eine Betroffene erzählt ihre Geschichte: Hier werden Themen wie Fehlgeburt, Sterilisation und der Wunsch, keine Kinder zu bekommen, behandelt. Wenn dich diese Themen triggern, überspring einfach die nachfolgenden Seiten (182–185).

Der Wunsch, keine Kinder zu bekommen

Roseanne, an Endometriose und Adenomyose erkrankt, erzählt uns ihre Geschichte

»Hallo, mein Name ist Roseanne Pipiorke (30 Jahre alt), aber alle nennen mich Rose. Auf Instagram findest du mich unter @luna_r.ose, dort kläre ich über die Krankheit Endometriose auf, woran ich ebenfalls erkrankt bin. Leider habe ich nicht nur Endometriose, sondern auch Adenomyose. Wenn du dieses Buch bis hierher gelesen hast, kennst du bereits den Unterschied zwischen diesen zwei Krankheiten.

2008 fingen meine Schmerzen an, und die Reise hatte für mich begonnen. Von einer Blinddarmentfernung bis hin zu der Diagnose dauerte es insgesamt 8 Jahre und 18 Operationen. Zu meiner Endometriose habe ich weitere Krankheiten, wie zum Beispiel: ein Herzleiden, Inkontinenz mit bereits 26 Jahren, Migräne mit Aura, das Thietze-Syndrom (Schmerzen am Brustbein) und viele weitere Baustellen. Eine große Rolle spielen dabei noch meine Gerinnungsstörungen. Ich habe drei verschiedene. Die Zusammensetzung der drei verschiedenen Gerinnungsstörungen, die bekannteste davon nennt sich »Faktor5Leiden«, führt dazu, dass ich ein um 80 Prozent erhöhtes Risiko auf Thrombose habe. Warum ich euch das erzähle? Weil die Kombination von Endometriose/Adenomyose und meinen Gerinnungsstörungen ein großes Problem für mich darstellen sollte.

Zusätzlich zu der Suche nach meiner Diagnose ging ab dem Jahr 2014 der Horror für mich los. Im November 2014 bin ich schwanger geworden. Ein Riesenschock. Ich sah den Test und heulte, aber nicht vor Freude. Ich muss ganz klar dazusagen, dass ich in noch nie in meinem jungen Leben einen

Kinderwunsch hatte. Ich steckte seit zwei Jahren in einer Beziehung, und damals war sie nicht so gefestigt wie heute. Aber ich wusste, mein Partner und ich haben dieselbe Einstellung zum Thema Kinderwunsch. Auch wenn es für viele eine nicht nachvollziehbare Entscheidung ist, habe ich mich dafür entschieden, es nicht zu behalten. Damals begleitete mich mein Bruder. Dieser Moment war für mich der schlimmste und zugleich der schönste. Denn mein Bruder hat mir den Schmerz in den Augen angesehen. Er hat mich keine Sekunde allein gelassen. Dafür bin ich ihm so unendlich dankbar.

Es ist nie eine einfache Entscheidung. Aber ich war und werde nie eine Mutter sein. Damit ihr die nächsten Zeilen versteht, muss ich euch einiges erklären. Ich habe damals die Pille genommen und das auch immer pünktlich und korrekt. Wie kann es also sein, dass ich schwanger geworden bin? Bei den Gynäkologen nennt man das den »schwarzen Schwan«. Das sind Menschen, die trotz Verhütung schwanger geworden sind. Denn es spielt einfach alles eine Rolle. Wenn man zum Beispiel Durchfall hat, erbrechen muss, Alkohol trinkt oder raucht. Das sind alles Einflüsse, die die Wirkung der Pille beeinträchtigen.

Nun ja, ich habe natürlich nach meinem Schwangerschaftsabbruch mein Leben normal weitergeführt. Und dann kamen die Feiertage und Silvester. Natürlich feierte ich noch wild und natürlich auch mit Alkohol. Jung und dumm? Spaß am Leben? Wie auch immer ihr es nennen wollt.

4./5. Januar 2015 – Ich war nachts allein in meiner Wohnung. Und ich sah auf meinem Laminatboden überall Blut. So viel Blut, dass ich dachte, ich hätte keines mehr. Ich wusste, ich würde gleich in Ohnmacht fallen. Also rief ich die 112. Mitten in der Nacht traf ich im Krankenhaus ein. Ich habe die Hälfte nicht mitbekommen. Als ich zu mir kam, sagte der behandelnde Arzt: »Herzlichen Glückwunsch, Sie sind schwanger. Leider aber nicht lange, wir müssen Sie notoperieren.« In diesem Moment bin ich zusammengebrochen. Ich habe mich übergeben und gleichzeitig Durchfall bekommen. Das ist dir in diesem Moment egal. Aber ich war allein und schon auf dem Weg in den OP gewesen. Das Einzige, was ich dachte, war: »Was ist, wenn ich sterbe?« Es ging alles so schnell.

Mein Partner stand vor mir. Er war das Erste, was ich sah, und ich bin vollkommen hysterisch geworden. Vor lauter Schmerz und Trauer. Der Arzt meinte: »Frau Pipiorke, Sie hatten großes Glück. Wir hätten Sie fast verloren.« Eine Eileiterschwangerschaft hätte mich beinahe das Leben gekostet, weil ich dabei so viel Blut verloren hatte. Diese Gefühle, diese Scham, diese Angst ... Ich war wie in einem Dauerschock. Nie wieder wollte ich diesen Zustand oder diese Situation haben. Schon 2014 dachte ich darüber nach und wollte eine Sterilisation. Aber ich war zu jung dafür. Egal, wo ich es erzählte, war ich zu jung. Es vergingen Jahre, und ich wurde immer wieder schwanger. Ich hatte insgesamt fünf Fehlgeburten und die Eileiterschwangerschaft. Warum das Ganze so passierte? Ich konnte niemals eine Schwangerschaft halten. Glaubt mir, wir haben oft darüber gesprochen und auch mal die andere Seite überdacht. »Wie wäre es, doch ein Kind zu bekommen?« Aber selbst, wenn ich gewollt hätte, wäre es nie dazu gekommen. Ich bin äußerst fruchtbar und das trotz Endometriose und Adenomyose, nur verliere ich es immer wieder auf irgendeinem Weg. Möchte man das jedes Mal durchmachen?

2018 hatte ich meine erste große Endometriose-Sanierung und danach bin ich auf Hilfesuche gegangen. Durch die #endocommunity habe ich Wege gefunden und ich begab mich zu einem Gerinnungsarzt. Dort stellten sie meine Diagnosen fest: habituelle Abortneigung – Gerinnungsstörungen. Damit war klar, warum ich nie eine Schwangerschaft halten konnte. Außerdem hat die Adenomyose es zusätzlich negativ beeinflusst. Also kämpfte ich weiter für die Sterilisation. Es hat psychisch etwas mit mir gemacht, was kaum auszuhalten war. Sex ging absolut gar nicht mehr. Abgesehen von den Endometriose- und Adenomyose-Schmerzen beim Sex hatte ich einfach nur noch Angst, wieder schwanger zu werden. Und ja, auch mit einem Kondom. Ich kaufte so viele Schwangerschaftstests, um mein Gehirn zu beruhigen. Es war krankhaft. Mein Gynäkologe war immer mit allem einverstanden und half mir, wo er nur konnte. Ich brauchte einen Arzt, der mich operiert. In Deutschland ist eine Sterilisation ab dem 18. Lebensjahr möglich. Du brauchst nur einen Arzt oder Ärztin, der oder die dich operiert. Und das gibt es leider kaum. Ich habe von meinen jahrelangen Therapeuten ein schriftliches Gutachten über meine gesundheitliche Geschichte erhalten. Ich war bei pro familia und bei anderen Stellen, um mir überall eine Bestätigung zu holen.

Und damit ging ich in ein fremdes Krankenhaus und habe dort endlich die Zusage für eine Sterilisation erhalten. Mein Endometriose-Zentrum verweigerte mir meinen Wunsch nach einer Sterilisation mit den Worten: »Es gibt zu viele, die es bereut haben«. Aufgrund der Zusage des fremden Krankenhauses hat mein Endometriose-Zentrum dann endlich nachgegeben. Die Sterilisation wurde nun doch in einem stundenlangen Gespräch befürwortet. Ich wollte die komplette Durchtrennung meiner Eileiter. Es gibt nämlich mehrere Methoden: das Abklemmen, das Verkleben und das Durchtrennen. Meine Eileiter sind durchgeschnitten, und somit ist es eine endgültige Entscheidung. Die anderen Methoden können eventuell rückgängig gemacht werden, aber das wollte ich nicht.

Nun bin ich seit 2021 sterilisiert. Psychisch geht es mir so viel besser, und unsere Beziehung ist gewachsen. Zehn Jahre sind wir nun ein Paar, und ich bin überglücklich. Man sollte keinen verurteilen. Hinter jeder Frau steckt eine Geschichte. Ein jahrelanger Kampf, und dabei habe ich nur *einen* Kampf gewonnen. Ich lebe bis heute mit meinen anderen Erkrankungen, und die Endometriose und die Adenomyose machen mir das Leben nicht leicht. Da die Erkrankungen unheilbar sind, wird es ein endloser Kampf. Aber ich lerne täglich, damit zu leben. Es gibt schlechte und gute Tage. Ich entscheide mich für meinen Körper und dafür, meinem Körper etwas Gutes zu tun. Auf ihn zu hören. Ich danke meinem Partner, den ich über alles liebe und der mit mir alle Wege gegangen ist.«

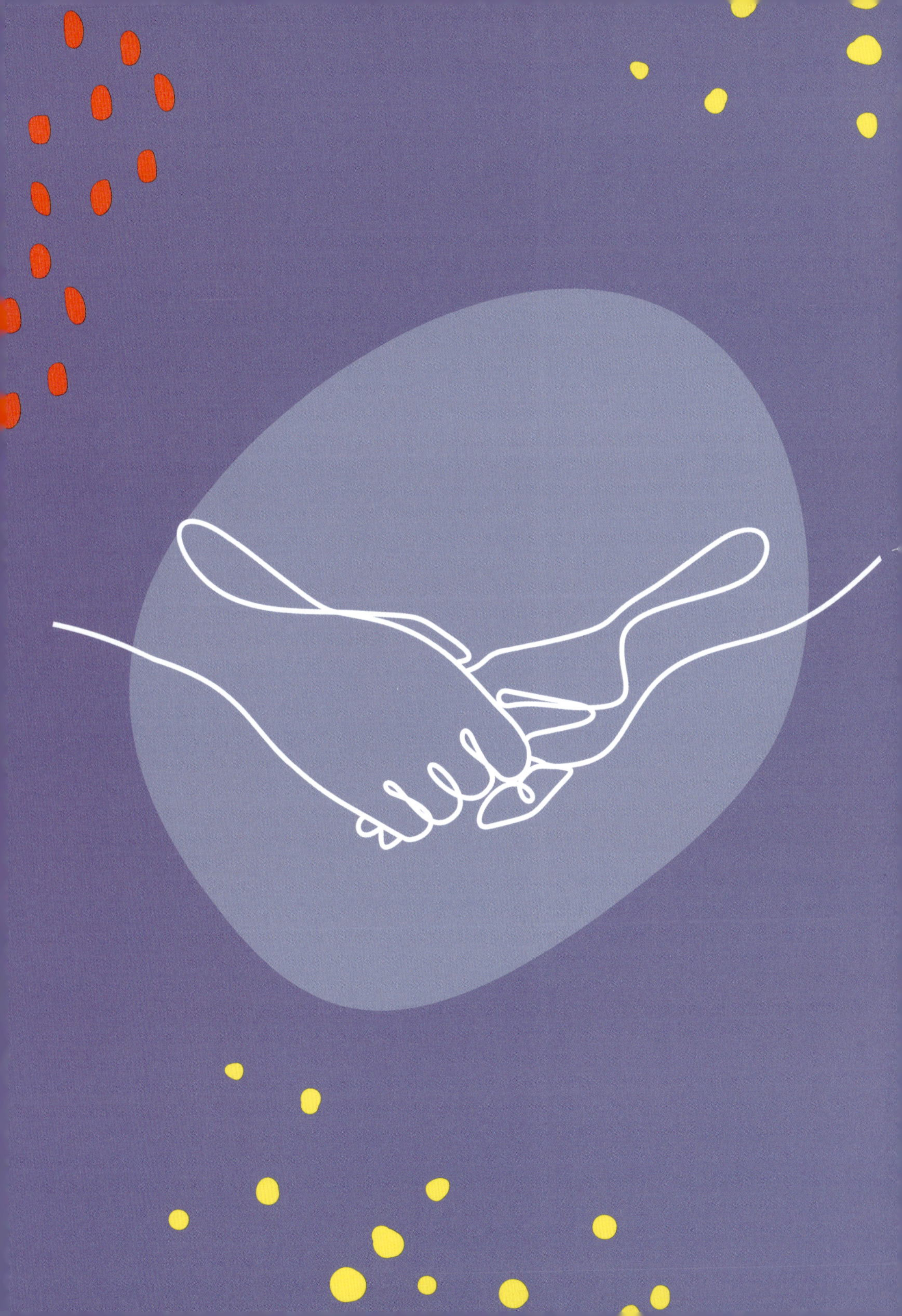

KAPITEL 6

Sozialrecht und Selbsthilfe bei Endometriose

Was steht dir als an Endometriose oder Adenomyose erkranktem Menschen zu?

Rehabilitation

Viele Endometriose-Betroffene wissen gar nicht, dass in Deutschland jemandem mit der gesicherten Diagnose Endometriose eine Rehabilitation (Reha) zusteht. Da haben wir großes Glück. In der Schweiz und auch in anderen Ländern sieht das nämlich leider anders aus. Viele an Endometriose Erkrankte können eine solche Hilfe nicht in Anspruch nehmen. Zugegeben, auch ich wusste zuvor nicht, dass mir eine Reha zusteht. Kein Arzt und auch kein Krankenhaus hat mich jemals darauf hingewiesen. Erst bei dem von mir gesuchten Austausch mit anderen Endometriose-Betroffenen bin ich darauf gestoßen, dass ich eine Reha und auch Anschlussheilbehandlung beantragen kann. Eine Rehabilitation dient in erster Linie dazu, deinen Gesundheitszustand zu verbessern und das Fortschreiten deiner Erkrankung aufzuhalten. Auch dem Auftreten dauerhafter Einschränkungen und einem längeren Arbeitsausfall soll mit einer Rehabilitation vorgebeugt werden. Eine Reha beantragst du am besten nach Rücksprache mit deinem Frauenarzt bzw. deiner Frauenärztin. Sie können dir direkt bei der Antragstellung weiterhelfen. Den Antrag bekommst du vom jeweiligen Kostenträger, meistens ist dies die Rentenversicherung. Du wirst entweder direkt auf deren Website fündig oder du rufst dort an und fragst, ob sie dir den Antrag per Post zuschicken können. Eine Rehabilitation kannst du alle vier Jahre in Anspruch nehmen.

Tipp

Die Beantragung einer Reha kann für uns schon eine große Herausforderung sein. Wenn du noch weitere Hilfe bei der Antragstellung benötigst, kannst du auch bei der Endometriose-Vereinigung oder bei einem Sozialdienst (siehe Sozialverbände, S. 206) um Hilfe bitten. Trau dich nur! Es ist nämlich nicht so einfach, in unserer Bürokratie den Durchblick zu bekommen.

Therapieangebote in einer Endometriose-Rehaklinik

- Vorträge und Seminare zu den Themen Endometriose, Kinderwunsch, Fatigue, Resilienz und Sexualität
- Verschiedene Sportprogramme (Yoga, Sport bei Endometriose)
- Krankengymnastik (z. B. Beckenbodentraining und Tapen)
- Bindegewebsmassage
- Fußreflexzonenmassage
- Hydrojet-Massage
- Lymphdrainage
- Wärmepackungen mit Moor zur Tiefenentspannung
- Medizinische Bäder
- Psychotherapie
- Tanz- und Kunsttherapie
- Klangschalentherapie und Klangreisen
- Ergotherapie, Therapeutisches Schreiben, Korbflechten, Seidenmalerei
- Progressive Muskelentspannung
- Ernährungsberatung
- Beratung im Sozialrecht (z. B. Antragstellung Grad der Behinderung)
- Gesprächsgruppen

Hier hast du einmal einen groben Überblick über die Therapiemöglichkeiten in einer Endometriose-Reha. Sicherlich variieren die Therapien von Reha-Einrichtung zu Reha-Einrichtung. Allerdings wird das meiste übereinstimmen. Wie du an meiner Beschreibung siehst, kannst du bei einer Rehabilitation oder auch bei einer Anschlussheilbehandlung wirklich viel über Endometriose lernen. Zudem kannst du für dich neue Therapien ausprobieren, und wenn sie dir guttun, kannst du sie bei dir zu Hause weiterführen.

Weitere mögliche Gründe für die medizinische Notwendigkeit einer Rehabilitation

- Dein Zustand hat sich nach einer Operation (Bauchspiegelung, Gebärmutterentfernung oder einem Bauchschnitt) nicht verbessert bzw. du hast dich nicht erholt
- Störungen bei der Blasen- und Darmentleerung
- Unerfüllter Kinderwunsch
- Fatigue
- Depressive Reaktion auf deine Erkrankung oder deinen aktuellen gesundheitlichen Zustand
- Therapie mit GnRH-Analoga
- Chronisches Rezidiv (»ständiges Wiederauftreten«) deiner Endometriose
- Wenn es bei einer Operation oder der darauffolgenden Behandlung zu Komplikationen gekommen ist

Mögliche Kostenträger für die Rehabilitation

Der Träger für die Rehabilitation hängt von deiner jeweiligen persönlichen Situation und dem Grund der Rehabilitation ab. Gemäß § 6 SGB IX gibt es folgende Reha-Träger: gesetzliche Krankenkassen, gesetzliche Rentenversicherungen, die Bundesagentur für Arbeit, die Deutsche

Gesetzliche Unfallversicherung, die Träger der Kriegsopferversorgung/Kriegsopferfürsorge, die Träger der öffentlichen Jugendhilfe und die Träger der Sozialhilfe.

Aktuell zertifizierte Reha-Einrichtungen für Endometriose findest du über den QR-Code.

Diese Rehakliniken bieten eine spezielle Rehabilitation für Endometriose an. Eine Endometriose-Reha hat viele Vorteile gegenüber einer »normalen« Reha: In einer Endometriose-Reha steht dir ein großes Informationsangebot in Form von Vorträgen und Beratungen offen. Auch die dortige Ernährung wird individuell auf die Endometriose und deine Beschwerden ausgerichtet. Zudem kannst du dich großartig mit »Leidensgenossen« austauschen. Das bedeutet, dass du dich nicht groß erklären musst, da die meisten selbst an Endometriose oder Adenomyose erkrankt sind. Auch auf die Bewältigung der Schmerzen von Endometriose-Betroffenen kann hier viel intensiver und genauer eingegangen werden. Natürlich tut jede Art von Rehabilitation gut. Aber je spezifischer die jeweilige Indikation ist, desto genauer kann man auf dich und deine Erkrankung(en) sowie Beschwerden eingehen.

Abwechslung ist eine gute Medizin

Meine Reha 2020 in Ratzeburg

Ich öffnete meinen Briefkasten, und da lag sie nun, die Zusage für meine erste Rehabilitation, auf die ich über drei Monate gewartet habe. Sie wurde, entgegen meinen Erwartungen, direkt beim ersten Antrag bewilligt. Ich konnte es selbst kaum glauben. Aber nach den ersten Freudensprüngen kamen auch Ängste in mir auf.

Ich hatte unglaubliche Angst, für volle drei Wochen aus meinem gewohnten Zuhause weg zu sein. Das wird das erste Mal seit Jahren sein, dass ich von meinem Partner und meiner Hündin getrennt bin. Für mich ist dies eine richtige Überwindung. Für einige mag dies wohl lächerlich klingen, während andere mich vielleicht gut verstehen werden. In meinem Kopf tummelten sich die unterschiedlichsten Fragen und Gedanken. So oft war ich kurz davor, mir mein Handy zu schnappen und die Reha abzusagen. Aber meine Vernunft siegte, und das war mein großes Glück. Anstatt nach meinem Handy zu greifen, um die Reha abzusagen, griff ich nun zu meinem Handy und öffnete Instagram.

»Hallo meine Lieben. Ich habe nun endlich die Zusage für meine Rehabilitation in der AMEOS Klinik in Ratzeburg. Ich bin ab dem 30.07.2020 dort. Ist noch jemand von euch da?«

Und tatsächlich meldete sich eine liebe Followerin von mir. Sie wird zum selben Zeitraum wie ich dort sein und kommt ebenfalls aus Hamburg. Ich war unglaublich erleichtert, und wir tauschten uns bereits vorab aus. Wir waren beide unglaublich aufgeregt und teilten die gleichen Unsicherheiten. Es tat mir gut, zu wissen, dass ich nicht allein damit war.

Dann war es so weit, der 30.07.2020 war auf einmal da. Mein Anreisetag. Ich konnte die Nacht zuvor kaum schlafen. Dafür war ich dennoch erstaunlich fit. Mein Freund Benjamin hat sich für den Tag extra freigenommen, um mich nach Ratzeburg zu fahren. Aus Hamburg ist es zum Glück ein nicht zu langer Anreiseweg. Benjamin hat sich die Autofahrt wahrscheinlich ganz anders vorgestellt. Aber mir war absolut nicht nach reden oder etwa danach zumute, Lieder laut und ausgelassen mitzusingen. Ganz ehrlich? Mir war vor Aufregung unglaublich schlecht, und ich wollte einfach nur schnell ankommen und es hinter mich bringen. Mir wurde nun allmählich bewusst, dass ich mich die nächsten Wochen intensiv mit mir selbst und meiner Erkrankung beschäftigen musste, und das machte mir Angst. Vor einem Jahr dachte ich noch, dass ich einigermaßen gesund sei und nur ältere Menschen eine Reha in Anspruch nähmen. Darüber muss ich mittlerweile selbst schon schmunzeln ...

Wir fuhren auf den Parkplatz des Geländes. Das sah erst mal gar nicht schlecht aus. Ich schnappte mir meinen Koffer, und mein Freund nahm meine Reisetasche aus dem Kofferraum. Und da standen wir nun vor dem Eingang des Klinikums. Noch einmal tief durchatmen, und schwupp! hatte ich auch schon ein bekanntes Gesicht vor meinen Augen. Eine weitere Endometriose-Betroffene, die ich aus einer Facebook-Gruppe kenne. Allerdings war heute bereits ihr Abreisetag. Dennoch hat sie mir mit ihren Worten Mut gemacht, und wir umarmten uns zum Abschied. Jetzt aber ... wir öffneten die Tür, stellten uns an den Empfangstresen und warteten, bis wir drankämen. Dann ertönte eine nette Stimme: »Herzlich willkommen im AMEOS Klinikum.« Ich war sehr erleichtert über den freundlichen Empfang, aber dies änderte sich plötzlich, als mir gesagt wurde, dass mein Freund mich coronabedingt ab jetzt nicht mehr begleiten durfte. Darauf war ich absolut nicht vorbereitet. Ich sollte mich sofort draußen von meinem Freund verabschieden. Die ersten Tränchen kullerten, und ich umarmte meinen Freund so fest wie nie zuvor. Der Abschied war ganz kurz und fiel mir dennoch unglaublich schwer.

Und da stand ich jetzt mit meinem viel zu schweren Koffer und der Reisetasche. Ich nahm den Schlüssel für mein Zimmer entgegen und fuhr, ohne das Gepäck, mit dem Fahrstuhl hoch in mein Zimmer. Das Gepäck wurde mir glücklicherweise von einem Mitarbeiter auf mein Zimmer gebracht. Ich öffnete die Tür meines Zimmers und sah direkt, dass ich einen Balkon hatte. Das Zimmer war sauber. Ich hatte einen großen Kleiderschrank, ein Bett, Sitzmöglichkeiten und ein Badezimmer. Alles was man brauchte, war vorhanden. Nicht mehr und nicht weniger. Es war schließlich kein Hotel. Und mit ein paar persönlichen Sachen und Blumen konnte ich mir es sogar ganz gemütlich vorstellen. Dennoch brach alles in mir zusammen. Ich saß also ganz allein in diesem kahlen Zimmer, und die Traurigkeit holte mich ein. Ich rief sofort meinen Freund an und teilte ihm mit, dass ich einfach nur nach Hause wollte. Ich hatte jetzt direkt schon Heimweh, und für mich war es unvorstellbar, wie ich das hier drei Wochen allein aushalten sollte. Die Worte meines Freundes wirkten auf mich beruhigend, und ich schöpfte wieder neuen Mut für meinen ersten Termin. Die Aufnahmeuntersuchung stand an. Ich lief also zum Untersuchungsraum und wartete ungeduldig auf einem Stuhl vor der Tür. Dann kam ein mir bekanntes Gesicht rein, und die Frau setzte sich neben mich. Es war meine Bekanntschaft von Instagram. Wir umarmten uns, und ich war immer noch ein bisschen geknickt, was sie mir sofort ansah. Dennoch war ich nun voller Zuversicht, dass mir die Zeit guttun würde. Zu diesem Zeitpunkt wusste ich noch gar nicht, dass uns die Erkrankung zusammengeführt hat und wir bis heute in Kontakt stehen würden.

Durch die Worte »Frau Wagner, Sie sind dran« wurde ich aus dem Gespräch gerissen. Eine Ärztin bat mich in ihr Behandlungszimmer. Sie führte einen allgemeinen Gesundheitscheck durch und natürlich eine gynäkologische Untersuchung. Diesen Part möchte ich am liebsten immer so schnell wie möglich hinter mich bringen. Gerade bei gynäkologischen Untersuchungen verkrampfe ich mich sehr und habe dementsprechend starke Schmerzen. Geschafft, Vivian!

Dann wurde ich direkt gefragt, was ich mir von der Reha erhoffte und welche Schmerzen ich lindern wollte. Das überraschte mich ehrlicherweise. Ich war es gewohnt, einfach meine Krankengeschichte herunterzurattern. Aber der Ärztin ging es um viel mehr. Ich habe ihr gesagt, dass ich meine Schmerzen im Unterleib in den Griff bekommen möchte. Sie waren mein größtes Problem. Diese Schmerzen raubten mir viele kostbare Stunden und vor allem Nerven. Zudem wollte ich mich mehr mit der Erkrankung selbst auseinandersetzen und Zusammenhänge besser verstehen können. Wir haben zusammen mögliche Anwendungen besprochen. Ich durfte auch äußern, was ich gerne machen möchte und was mir absolut nicht zusagt. Mit diesem ganzen Wissen über mich und meine Beschwerden wurde dann mein Therapieplan erstellt. Den sollte ich schon am selben Tag abends in meinem Postfach haben.

Später verabredete ich mich mit meiner Bekannten zum Abendbrot im Speisesaal. Ein Glück, dass ich nicht allein dorthin musste! Ich erblickte einen langen Tisch mit vielen weiteren Mädels. Alle schauten uns freundlich an und begrüßten uns. Ich stellte mich kurz vor, wir plauderten noch eine Weile, und damit war der erste Rehatag auch schon geschafft …

Mein Fazit der Rehabilitation in Ratzeburg

Das klingt jetzt wohl sehr euphorisch, aber für mich war die Rehabilitation das Beste, was ich nach meiner Diagnose hätte machen können. Ich hatte endlich mal richtig Zeit und Raum – nur für mich. Für mich und meine Endometriose. Im normalen Alltag vergeht die Zeit für einen selbst leider oftmals viel zu schnell. Und manchmal hat man in seiner gewohnten Umgebung auch einfach nicht die Kraft, sich gut um sich selbst zu kümmern. So erging es mir. Ich habe meine Diagnose bekommen und war danach komplett auf mich allein gestellt. Niemand hat mich an die Hand genommen und mir eine Richtung vorgegeben, in die ich eventuell gehen könnte. Ehrlicherweise wusste ich gar nicht, was es für mich bedeutete, von nun an chronisch krank zu sein. Und ich wusste auch nicht, welche Möglichkeiten ich habe, um mich und meine Erkrankung positiv zu unterstützen. Die Rehabilitation hat mir die Augen geöffnet, und das nicht nur ein Mal. Ich hatte unzählige »Aha-Momente« und habe etwas ganz Wichtiges für mich gelernt: Ich trage einen sehr großen Teil der Verantwortung für meine Gesundheit. Meine Gesundheit ist nämlich meine Verantwortung! Seitdem ich das verstanden habe, gehe ich ganz anders mit meiner Erkrankung um. So viel positiver und vor allem selbstreflektierender. Ich kümmere mich seitdem viel mehr um mich selbst und meinen Körper. Auch wenn ich eher zu der Sorte Mensch gehöre, die sich ungern auf neue Sachen einlässt, habe ich dennoch tolle Therapieansätze für mich kennenlernen dürfen.

In dieser Zeit habe ich mir endlich wieder eine Routine für den Alltag aufgebaut: Ich bin jeden Morgen um dieselbe Uhrzeit aufgestanden, hatte verhältnismäßig viel Bewegung und bin abends ungefähr zur selben Zeit wieder schlafen gegangen. Die regelmäßigen Mahlzeiten haben sich außerdem positiv auf meinen Darm ausgewirkt. Das Essen fand ich völlig in Ordnung. Es wird auch auf uns Endometriose-Patienten individuell ausgerichtet. Ich hatte täglich die Wahl aus mehreren Gerichten. Ich habe gelernt, dass regelmäßige Gewohnheiten mir unglaublich guttun. Langsam, aber sicher konnte ich meine Motivation und mein Ziel vor meinen Augen wiederfinden. Denn das ist der wesentliche Aspekt, wenn du deine täglichen Routinen einrichten möchtest. Zudem habe ich gelernt, dass es auch okay ist, wenn ich mal etwas nicht schaffe, was ich mir vorgenommen habe. Auch das Grenzen-Setzen habe ich dadurch erst viel intensiver gelernt. Es ist auch okay, mal Nein zu sagen, wenn man sich nicht nach etwas fühlt oder man körperlich in diesem Moment dazu nicht in der Lage ist. Und wer mir immer in Erinnerung bleiben wird, sind meine Reha-Mädels. Danke Nadine, Astrid, Birgit, Suse, Claudia, Anna,

Jasmin und Sarah, dass ich euch kennenlernen durfte. Ohne die Endometriose wären wir einander wahrscheinlich niemals begegnet. Der Austausch mit anderen Endometriose-Betroffenen war für mich Gold wert. Ich habe mich zu jeder Zeit verstanden gefühlt. Wir haben zusammen geweint, gelacht und einander vertraut.

Ich würde eine Endometriose-Rehabilitation definitiv immer wieder machen und kann dir das auch nur sehr ans Herz legen.

Endometriose-Reha in Bad Schmiedeberg

Anika berichtet über ihre persönlichen Erfahrungen

»Ich hatte Ende Oktober eine große Sanierung von sechs Stunden im Endometriose-Zentrum Gräfelfing. Dort wurde mir eine Anschlussheilbehandlung (AHB) angeboten, und der Sozialdienst hat alles in die Wege geleitet. Mein Favorit war die Rehaklinik in Bad Schmiedeberg, da meine Familie in der Nähe wohnt. Ich habe die Anschlussheilbehandlung vier Wochen nach der OP angetreten. Sie war nicht stationär, sondern ambulant. Aber ich durfte jeden Tag ab dem Frühstück dabei sein. Bei der Aufnahme wurde ich einmal komplett untersucht, und man hat mit mir die Anwendungen besprochen. Die Stationsärztin war sehr nett, hilfsbereit und einfühlsam bei der Untersuchung. Ich hatte folgende Anwendungen: leichtes Krafttraining, Rückenschule, Wassergymnastik, Gymnastik, Autogenes Training, Ergotherapie, Ernährungsberatung, Gruppengespräch zum Thema Endometriose, Einzelgespräche, Fachvorträge, Moorbehandlungen, Kneippen,

Pflanzenkunde zum Thema Endometriose und Hydrojet-Massage. Man kann jederzeit sagen, wenn etwas nicht geht oder wenn man etwas anderes probieren möchte. Vor den Moorbehandlungen wird genau hingeschaut, wie lange die Operation her ist, da sie die Blutung anregen. In ein Vollbad durfte ich nicht, da mir ein Eierstock und ein Stück Darm entfernt worden waren. Die Therapeuten, Stationsschwestern, Ärzte und Ärztinnen, der Sozialdienst, die Mitarbeiter am Empfang und in der Kantine waren alle sehr nett und freundlich. Das Essen war sehr gut, und es gab immer ein auf die Endometriose abgestimmtes Essen. Wer Nahrungsmittelunverträglichkeiten hat, bekommt einen extra Plan. Das ganze Gebäude ist sauber und gepflegt, so auch die Außenanlagen. Man kann in die Altstadt gehen oder zum Wandern. Die Zimmer sind gut ausgestattet, alle mit einem eigenen Bad. Mir hat die Anschlussheilbehandlung sehr geholfen und gut gefallen. Ich würde sie jederzeit wieder machen.«

Anschlussheilbehandlung

Wenn du die gesicherte Diagnose Endometriose hast, steht dir ebenfalls eine Anschlussheilbehandlung (AHB) zu. Diese erfolgt immer im Anschluss an eine Operation, in unserem Fall nach einer Bauchspiegelung. Im Gegensatz zu einer Reha kannst du eine Anschlussheilbehandlung nach jeder Operation in Anspruch nehmen. Dabei spielt es auch keine Rolle, wie oft im Jahr du operiert werden musst. Eine AHB wird in der Regel schon direkt vom Sozialdienst im Krankenhaus beantragt. Sprich am besten die Zuständigen in deinem jeweiligen Krankenhaus oder den Sozialdienst direkt an. Die Anschlussheilbehandlung muss innerhalb von 14 Tagen angetreten werden. Dafür sind hier die Bewilligungschancen auch am höchsten.

Schwerbehindertenausweis – was bedeutet »schwerbehindert«?

Wenn du unter einer schweren chronischen Erkrankung leidest, dazu zählt auch die Endometriose, taucht irgendwann die Frage auf, ob du einen Antrag auf Anerkennung einer Schwerbehinderung stellen solltest. Immerhin profitierst du bei einer Behinderung mit einem anerkannten Grad von bestimmten Nachteilsausgleichen. Von einer Behinderung spricht man, wenn körperliche Funktionen, geistige Fähigkeiten oder die seelische Gesundheit eingeschränkt sind. Diese Einschränkungen müssen bereits seit mindestens sechs Monaten bestehen. Dabei ist es egal, ob sie durch einen Unfall oder durch eine Erkrankung hervorgerufen wurden oder sogar angeboren sind. Das bedeutet im Klartext, dass es *nicht um die Art der Erkrankung* geht, sondern um die *Einschränkungen und Defizite*, die du im Alltag hast. Auch bei Endometriose-Betroffenen kann es zu massiven Einschränkungen im Alltag kommen, die ihre Möglichkeiten, am gesellschaftlichen Leben teilzuhaben, deutlich reduzieren. Dabei wird geschaut, ob du als an Endometriose erkrankter Mensch stärker negativ beeinträchtigt bist als Menschen, die nicht an Endometriose leiden.

Viele Endometriose-Betroffene haben auch noch mit weiteren chronischen Erkrankungen zu kämpfen, sie stehen also oftmals unter einer doppelten Belastung. Das hat nicht nur negative Auswirkungen auf den Körper, sondern auch auf die Psyche. Der Grad deiner Behinderung wird auf der Grundlage deiner sämtlichen Beschwerden, Diagnosen und Alltagseinschränkungen bestimmt. Die Beurteilung erfolgt durch das zuständige Versorgungsamt. In einigen Bundesländern sind mittlerweile allerdings die Landratsämter dafür zuständig. Dort stellst du auch den Antrag. Das Antragsformular findest du online auf der Website deiner zuständigen Behörde. Alternativ kannst du es dir auch per Post zuschicken lassen.

Tipp

Auf der Website der Bundesarbeitsgemeinschaft der Integrationsämter und Hauptfürsorgestellen (BIH) e. V. findest du weitere Informationen zum Thema Zuständigkeiten, finanzielle Leistungen und noch mehr wichtiges Wissen zum Thema Schwerbehinderung. Außerdem kannst du telefonisch eine sozialrechtliche Beratung bei der Endometriose-Vereinigung Deutschland in Anspruch nehmen, wenn du Hilfe bei deinem Antrag brauchst oder wenn du weitere Fragen zu deiner sozialrechtlichen Situation stellen möchtest. (Siehe Liste nützlicher Websites und Links über den QR-Code im Anhang auf S. 218.)

Grad der Behinderung

Der Grad der Behinderung (GdB) beschreibt, wie schwerwiegend eine Behinderung ist. Er kann zwischen 20 und 100 liegen und wird in Zehnerschritten gestaffelt. (Grad der Behinderung von 20, 30, 40, 50 ...) Um einen Mythos direkt mal aus dem Weg zu räumen: Nein, die täglichen Beeinträchtigungen werden nicht miteinander addiert. Dieser Irrglaube ist leider weit verbreitet. Umgangssprachlich wird die Zahl in Prozent angegeben. Beispiel: »Ich bin zu 60 Prozent schwerbehindert«. Wenn wir aber wirklich korrekt sein wollen, ist diese Formulierung leider falsch. Richtig hieße es: »Ich habe einen Grad der Behinderung von 60«.

Behinderungsgrad 20

Damit gelten deine Beeinträchtigungen als Behinderung. Hierüber erhältst du auch einen Bescheid vom Versorgungsamt, aber noch keinen Schwerbehindertenausweis. Das ist zum jetzigen Zeitpunkt der niedrigste Grad der Behinderung.

Ab einem Behinderungsgrad von 30

Auch hier erhältst du noch keinen Schwerbehindertenausweis. Dennoch kannst du als Arbeitnehmer oder Arbeitnehmerin einen Antrag auf Gleichstellung bei der Agentur für Arbeit stellen. Den Antrag dazu findest du auf deren Website (siehe Liste nützlicher Websites und Links über den QR-Code im Anhang auf S. 218). Hierdurch wirst du mit einem schwerbehinderten Menschen gleichgestellt. Du hast damit Anspruch auf Leistungen zur Teilhabe am Arbeitsleben. Der festgestellte Grad deiner Behinderung muss mindestens 30, aber weniger als 50 betragen. Damit kannst du oftmals deinen Arbeitsplatz sichern. Das macht vor allem dann Sinn, wenn du aufgrund deiner Erkrankung häufig bei der Arbeit fehlst, geringer belastbar bist oder auch in deinem Beruf insgesamt körperlich stärker eingeschränkt bist als andere Menschen. Durch eine Gleichstellung genießt du folgende Vorteile:

- Besonderer Kündigungsschutz (der Arbeitgeber muss sich erst die Zustimmung des Integrationsamtes einholen, um einem schwerbehinderten Menschen zu kündigen)
- Verschiedene Hilfen zur Arbeitsplatzausstattung
- Betreuung durch spezielle Fachdienste

Ab einem Behinderungsgrad von 50

Damit wirst du als schwerbehinderter Mensch eingestuft und bekommst auch einen Schwerbehindertenausweis. Dieser bringt dir verschiedene Vorteile und Vergünstigungen: Du hast steuerliche Vorteile, einen besonderen Kündigungsschutz, finanzielle Unterstützung für die Ausstattung deines Arbeitsplatzes, und du hast Anspruch auf Sonderurlaub. Außerdem hast du mit einem Grad der Behinderung von 50 Vorteile bei deiner Rente und der Erwerbsminderungsrente. Dabei musst du natürlich schauen, ob du dies in Betracht ziehen möchtest oder nicht.

Tipp

Bei der Stellung deines Antrags kann es hilfreich sein, wenn du ihm ein zusätzliches Blatt beifügst, worauf du all deine körperlichen und/oder seelischen Einschränkungen notiert hast. Schreib alles auf, was dich in deinem Alltag, im Beruf, in deiner Familie und Partnerschaft und bei deinen Freizeitaktivitäten beeinträchtigt. Schreibe jedes noch so kleine Detail auf. Auch solche Dinge, die du vielleicht mittlerweile als »normal« ansiehst. Dazu gehören auch Beeinträchtigungen wie der unerfüllte Kinderwunsch, Panikattacken, häufiger Harndrang oder auch Einschränkungen im Haushalt. Ja, manchmal schaffe ich es auch nicht mal mehr, meine Wohnung zu staubsaugen, weil meine Schmerzen überwiegen. Und ja, mehrmals in der Nacht aufzuwachen, weil die Blase schmerzt, ist auch eine große Einschränkung. All das schreibst du auf, damit der Sachbearbeiter bzw. die Sachbearbeiterin deine persönliche Situation besser verstehen kann. Die meisten Menschen können sich leider unter der Diagnose Endometriose nur wenig vorstellen und wissen gar nicht, was für massive Einschränkungen im Alltag diese Erkrankung häufig mit sich bringt.

Auszug aus der GdB-Tabelle nach der Versorgungsmedizin-Verordnung (VersMedV)[(18)]:

14.05 Endometriose	
Leichten Grades (geringe Ausdehnung, keine oder nur geringe Beschwerden)	GdB 0–10
Mittleren Grades	GdB 20–40
Schweren Grades (z. B. Übergreifen auf die Nachbarorgane, starke Beschwerden, erhebliche Beeinträchtigung des Allgemeinzustandes, Sterilität)	GdB 50–60

Widerspruchsverfahren

Leider kommt es ab und zu vor, dass die zuständige Behörde einen Antrag auf Rehabilitation oder einen Grad der Behinderung zurückweist. Die Gründe, warum einem solchen Antrag nur in gering(er)em Umfang entsprochen oder er sogar ganz abgelehnt wird, können ganz unterschiedlich sein. In solchen Situationen ist es definitiv sinnvoll, Widerspruch einzulegen. Prinzipiell ist die Vorgehensweise so, dass du zuerst einmal einen Antrag auf Akteneinsicht stellst und Widerspruch gegen den Bescheid der zuständigen Behörde einlegst. Als nächster Schritt folgt deine Widerspruchsbegründung. Sobald dir die beantragte Akteneinsicht vorliegt, weißt du genau, warum dein Antrag abgelehnt wurde, und kannst darauf die Begründung deines Widerspruchs aufbauen. Du kannst zudem noch weitere Fakten und Belege zu deiner Gesundheit wie Diagnosen, Beschwerden und Beeinträchtigungen nachreichen. Dies ist bis zum Klageverfahren möglich.

Selbstverständlich kannst du dir für deinen Widerspruch auch juristische Hilfe suchen. Hier kann dir auch der Sozialverband (beispielsweise VdK oder SoVD) unter die Arme greifen, sofern du dort Mitglied bist. Alternativ kannst du dich auch bei der Endometriose-Vereinigung sozialrechtlich beraten lassen.

Um dir das Einlegen deines Widerspruchs zu erleichtern, habe ich dir eine **Formulierungshilfe** dafür vorbereitet. Diese kannst du als Muster für deinen Widerspruch und deine Widerspruchsbegründung nutzen und individuell auf deine Situation zuschneiden. (Diese Formulierungshilfen für deinen Widerspruch findest du über den QR-Code im Anhang auf S. 218.)

Jung, chronisch krank und nun? Wissenswertes für dich

Erwerbsminderung

Dauerhaft zu krank, um arbeiten gehen zu können? Ja, auch dies ist nicht selten der Fall bei an Endometriose Erkrankten. Wenn du gesundheitlich so schlecht dran bist, dass du nur noch weniger als drei Stunden pro Tag arbeiten kannst, dann bietet sich dir die Möglichkeit, eine Erwerbsminderungsrente zu beantragen. Kannst du täglich noch drei bis sechs Stunden arbeiten, besteht die Möglichkeit einer teilweisen Erwerbsminderung. Deinen Antrag darauf stellst du beim zuständigen Rentenversicherungsträger.

Der Euro-WC-Schlüssel

Das ist ein Universalschlüssel für alle zugänglichen Toiletten an bundesdeutschen Autobahnen, in Kaufhäusern, Behörden, an öffentlichen Orten und in deutschen und europäischen Städten. Dieses Schließsystem wurde 1986 durch den CBF Darmstadt (Club Behinderter und ihrer Freunde) eingeführt. Damit sind die umgangssprachlich so genannten »Behinderten-Toiletten« gemeint. Viele Menschen denken, diese Toiletten seien nur für Menschen im Rollstuhl zugänglich. Dem ist allerdings nicht so: Auch Menschen, die eine nicht sichtbare Behinderung haben, können mithilfe ihres Euro-WC-Schlüssels diese Toiletten nutzen. Aber warum denkt man allgemein, dass diese Toiletten allein Rollstuhlfahrern vorbehalten sind? Meines Erachtens steckt dahinter die Unwissenheit der Gesellschaft bzw. die fehlende Aufklärung; und das Rollstuhlsymbol, welches oftmals auf der Toilettentür abgebildet ist, wirkt auch irreführend. Aber wenn wir eines gelernt haben: Man sieht Menschen eine Erkrankung oder eine Behinderung nicht unbedingt auf den ersten Blick an!

Wem genau steht denn nun der Euro-WC-Schlüssel eigentlich zu?

Der Euro-WC-Schlüssel steht dir laut CBF Darmstadt zu, wenn du eines der folgenden Kriterien erfüllst:

- schwere und außergewöhnliche Gehbehinderung, Rollstuhlfahrer (Merkzeichen: aG)
- Stomaträger (ab dem Grad der Behinderung von 50)
- Menschen mit einer chronischen Blasen- oder Darmerkrankung. (Auch bei Endometriose an Blase oder Darm)
- Erkrankungen wie beispielsweise Morbus Crohn, Colitis ulcerosa und Multiple Sklerose
- Blinde Menschen (Merkzeichen: BL)
- Schwerbehinderte Menschen, die hilfsbedürftig sind und gegebenenfalls eine Hilfsperson an ihrer Seite brauchen (Merkzeichen: H)

Zudem bekommen Menschen mit Behinderung in jedem Fall einen Euro-WC-Schlüssel ausgehändigt, wenn eines dieser Merkzeichen in ihrem Schwerbehindertenausweis auftaucht:

- aG, H, B oder BL
- G und ab einem Grad der Behinderung von 70
- Grad der Behinderung von 90 oder 100

Den Euro-WC-Schlüssel[(19)] kannst du online über das Bestellformular des CBF Darmstadt beantragen. Für den Schlüssel entstehen dir einmalig Kosten in Höhe von 23,00 €. Für die Bestellung brauchst du einen Nachweis deiner Erkrankung bzw. deines Grades der Behinderung. Füge deshalb eine Kopie deines Schwerbehindertenausweises oder einen ärztlichen Nachweis deiner Erkrankung mit bei. Sollte sich dein Gesundheitszustand verbessert haben oder dein Schwerbehindertenausweis nicht verlängert worden sein, wirst du gebeten, den Schlüssel wieder zurückzusenden.

Tipp

Bestelle den Euro-WC-Schlüssel am besten direkt gemeinsam mit dem Locus-Behindertentoiletten-Verzeichnis zum Paketpreis für 30 €. In diesem Verzeichnis sind alle mit dem Schlüssel zugänglichen Toiletten aufgelistet. Ich habe das Verzeichnis immer in meinem Auto im Handschuhfach liegen, damit ich unterwegs jederzeit darauf zugreifen kann – wann immer ich eine Toilette benötige.

Vorstellung der Sozialverbände

Der »**Sozialverband VdK**« berät und vertritt seine Mitglieder bei sozialrechtlichen Anliegen. Wenn du also beispielsweise Hilfe bei einem Widerspruchsverfahren benötigst, weil dein Grad der Behinderung oder deine Rehabilitation abgelehnt wurde, macht es Sinn, sich Unterstützung bei einem der Sozialverbände zu suchen. Ich selbst bin Mitglied beim Sozialverband VdK und habe schon bei mehreren Widerspruchsverfahren (zufriedenstellende) Hilfe in Anspruch genommen. Oftmals fehlt einem selbst doch das Knowhow im Sozialrecht. Außerdem stehst du mit deinem Anwalt auch regelmäßig im Kontakt und hast somit immer einen Ansprechpartner.

Die Kosten der Mitgliedschaft beim VdK liegen monatlich zwischen 6,00 und 6,60 €, je nach Bundesland.

Der »**Sozialverband Deutschland SoVD**« berät und vertritt ebenfalls seine Mitglieder bei sozialrechtlichen Anliegen. Der SoVD ist der älteste und größte Sozialverband in Deutschland. Auch hier kannst du, genauso wie vom VdK, Unterstützung bei allen sozialrechtlichen Problemen bekommen. Die Kosten der Mitgliedschaft beim SoVD betragen monatlich 6,90 €.

Solltest du ein sozialrechtliches Anliegen haben, bist du sowohl beim VdK als auch beim SoVD bestens aufgehoben.

Die Endometriose-Vereinigung Deutschland e. V.

In meinem Buch habe ich schon öfter auf die Endometriose-Vereinigung Deutschland (EDV) hingewiesen. Nun möchte ich dir diese Vereinigung einmal näher vorstellen.

Sie wurde 1996 als Selbsthilfeorganisation von Betroffenen für Betroffene gegründet. Mittlerweile gehören der Endometriose-Vereinigung Deutschland über 3.000 Menschen an. Auch ich bin direkt nach meiner Diagnose Mitglied geworden. Zu den Aufgaben der Vereinigung gehören:

- Aufklärung rund um das Thema Endometriose
- Beratung für von Endometriose-Betroffene und deren Angehörige
- Bereitstellung von Infomaterial
- Durchführung deutschlandweiter Aufklärungskampagnen (ganz neu: Stellung von politischen Forderungen an unsere Politik #endometrioseistpolitisch)
- Einmal im Jahr gibt es eine Mitgliederversammlung, dort werden aktuelle Themen angesprochen, und selbstverständlich wird über etliche Themen aufgeklärt.

Sieh dich gern auch mal auf der Website der EDV um – den Link findest du in der Liste nützlicher Websites und Links über den QR-Code im Anhang auf S. 218!

Werde ein wertvolles Mitglied

Den Mitgliedsantrag findest du auf der Internetseite der Vereinigung. Du unterstützt damit die wichtige Arbeit der Endometriose-Vereinigung und kannst deren kostenlose Beratungsangebote in Anspruch nehmen. Der Jahresbeitrag für die Mitgliedschaft beträgt 60,00 €. Wenn du allerdings nur über geringe finanzielle Mittel verfügst, kommunizierst du dies am besten offen, dann kann der Beitrag um die Hälfte – also auf 30,00 € – reduziert werden.

Weitere Hilfsangebote

Auch die folgenden beiden Endometriose-Vereinigungen setzen sich für die Aufklärung zum Thema Endometriose und alles, was dazugehört, ein. Zudem bieten sie ebenfalls Beratungen für Betroffene an.

Die Schweizerische Endometriose-Vereinigung »Endo-Help«

Anschrift: Endo-Help, CH-5612 Villmergen, Schweiz
E-Mail: info@endo-help.ch

Die Endometriose-Vereinigung Austria »EVA«

Anschrift: EVA – Endometriose Vereinigung Austria e.V., Medizinisches Selbsthilfezentrum Wien »Martha Frühwirt«,
Obere Augartenstraße 26–38, A-1020 Wien
E-Mail: office@eva-info.at

Selbsthilfe - du bist nicht allein!

Ich kann mich noch gut an meine erste Selbsthilfegruppen-Erfahrung erinnern. Bei meiner Rehabilitation gab es eine Gesprächsrunde, die genauso wie eine Selbsthilfegruppe aufgebaut wurde. Hier haben wir die Möglichkeit bekommen, uns gemeinschaftlich über unsere Erkrankung, Sorgen, Ängste und Erfahrungen auszutauschen. Ich persönlich liebe das Gespräch mit Gleichgesinnten, und genau dafür sind Selbsthilfegruppen gedacht. Hier geht es um einen Austausch mit ebenfalls Betroffenen. Mit Menschen, die dich verstehen und deine Gefühle nachempfinden können.

Selbsthilfe kann wirken! Wenn du dazu bereit bist, kannst du im Rahmen einer Selbsthilfegruppe offen über alles reden. Ein Austausch ist gerade bei einer chronischen Erkrankung, aber auch bei einem unerfüllten Kinderwunsch sehr hilfreich. So wirst du allmählich begreifen, dass du mit deinen Schmerzen und Belastungen nicht allein bist und dass es Menschen gibt, die dich zu hundert Prozent verstehen. Darüber hinaus lernst du, wie du am besten mit der Erkrankung umgehst, und du erfährst Tipps und Tricks im Umgang mit Endometriose und Adenomyose.

Endometriose-Selbsthilfegruppe Lübeck

Ayleen berichtet über ihre Erfahrungen

»Durch meine Anschlussheilbehandlung nach meiner ersten Endometriose-Sanierung im Februar 2021 stand für mich relativ schnell fest, dass der Austausch zwischen Gleichgesinnten einfach super Gold wert und für mich nicht mehr wegzudenken ist!

Also beschloss ich Anfang dieses Jahres, nachdem ich bereits zwei WhatsApp-Gruppen und einer Facebook-Gruppe beigetreten bin, in eine Selbsthilfegruppe in Lübeck zu gehen. Ich kann sagen, es war eine unglaublich gute Entscheidung. Denn es tut so unfassbar gut, zu wissen, dass ich nicht allein bin, dass ich verstanden werde und es in der Gruppe immer jemanden gibt, der mir »zuhört« oder mit Rat und Tat zur Seite steht! Absoluter Vorteil der Gruppe: Es ist ganz egal, an welchem Wochentag oder zu welcher Uhrzeit Hilfe benötigt wird, denn manchmal reicht es schon aus, eine Nachricht zu verfassen, um seine Sorgen loszuwerden.«

Selbstverständlich ist eine Selbsthilfegruppe nicht für jeden etwas. Aber das kannst du erst wissen, wenn du es ausprobiert hast. Vielleicht wünschst du dir dann sogar, eine solche Erfahrung schon eher gemacht zu haben. Der Austausch mit Gleichgesinnten ist noch mal etwas anderes als ein Austausch mit Freunden oder der Familie. Ebenfalls Betroffene können sich noch besser in dich hineinversetzen und besitzen außerdem Wissen über die Erkrankung. Dies ist bei Nicht-Betroffenen oftmals nicht gegeben.

Auf den Websites der Endometriose-Vereinigung Deutschland, der österreichischen Endometriose-Vereinigung und der Schweizer Endometriose-Vereinigung findest du jeweils eine Auflistung aller Selbsthilfegruppen im jeweiligen Land. Diese Listen werden regelmäßig aktualisiert, da immer wieder neue Selbsthilfegruppen dazukommen.

Gründung einer Endometriose-Selbsthilfegruppe

Du bist jetzt auf den Geschmack gekommen, selbst eine Selbsthilfegruppe zu gründen, da es in deiner Nähe noch keine gibt? Die Endometriose-Vereinigungen unterstützen dich dabei gerne. Die Endometriose-Vereinigung in Deutschland bietet zudem eine Gründungsberatung an (siehe Info rechts). Dort wird dir genau erklärt, was du bei der Gründung berücksichtigen musst und wie du überhaupt eine Selbsthilfegruppe gründest. Außerdem erfährst du, wie du dann Fördermittel beantragen kannst, und du wirst mit ausreichend Infomaterial versorgt.

Weiterer Austausch

Es kann auch hilfreich sein, sich eine Endometriose-Gruppe bei Facebook oder WhatsApp zu suchen. Viele Erkrankte haben sich zusammengetan und die verschiedensten Gruppen gegründet. Die meisten Gruppen sind explizit für ein Bundesland oder für eine bestimmte Stadt angedacht, damit man auch weitere Betroffene in der Nähe kennenlernt. Aber es gibt selbstverständlich auch allgemeine Endometriose-Gruppen, wo du dich sicherlich

Info

Du kannst bei der Endometriose-Vereinigung Deutschland einen Termin zur Gründungsberatung vereinbaren, unter folgender Telefonnummer: 0341/3065304 oder du schreibst eine E-Mail an: info@endometriose-vereinigung.de

wohlfühlen wirst. Auch ich habe vor einiger Zeit eine kleine WhatsApp-Gruppe initiiert, in der sich Endometriose- und Adenomyose-Betroffene in einem geschützten Raum austauschen können. Diese Gruppe war gar nicht geplant. Ursprünglich habe ich mit ein paar Mädels gemeinsam eine Darmkur gemacht, und wir haben uns über Whatsapp ausgetauscht. Nachdem die Darmkur dann beendet war, kamen wir auf die Idee, trotzdem beieinanderzubleiben und eine Gruppe zu erschaffen, in der sich Betroffene austauschen können. Nach und nach kamen dann immer mehr Betroffene hinzu. Dennoch ist unsere Gruppe immer noch überschaubar, damit wir den Überblick nicht verlieren. Wir sind rund um die Uhr füreinander da, hören uns zu und verurteilen uns für nichts. Egal, was es ist, irgendjemand versteht dich immer, und das schätze ich sehr.

Austausch in der Endometriose-Community

Soziale Netzwerke

Kurz nach meiner offiziellen Diagnose habe ich angefangen, mich in die Tiefen des Internets zu begeben. Ich bin Endometriose-Gruppen bei Facebook beigetreten und ich habe vereinzelt bei Instagram Profile von Menschen gefunden, die dort über ihre persönlichen Erfahrungen mit Endometriose und Adenomyose berichten. Ich habe Nächte damit verbracht, mir Blogs und Beiträge durchzulesen und mich mit anderen Betroffenen auszutauschen. Mir hat es nach der Diagnose unglaublich gutgetan, mit Gleichgesinnten zu sprechen, und das hält auch noch bis heute an. Und deshalb fing ich an, auf meinem Instagram-Account »endoloewin« ebenfalls über die Endometriose aufzuklären und von meinem Alltag mit der Endometriose zu berichten. Ich zeige mich dort authentisch und greifbar – denn ich halte nichts von einer Welt, in der man sich selbst alles schönredet und nur das zeigt, was andere als schön bezeichnen würden. Ganz im Gegenteil: Ich zeige mich dort so, wie ich bin. Denn was häufig vergessen wird: Hinter solchen Profilen stecken Menschen wie du und ich. Menschen mit Gefühlen.

Ich zeige mich dort auch weinend, weil ich mal wieder mit einer Endometriose-Attacke nicht fertigwerde. Aber ich zeige mich auch mit Lachen und Freude, weil ich wieder ein von mir selbst gesetztes Ziel erreicht habe. Ich verrate dir dort meine liebsten Tipps, wenn mich meine Periode mal wieder ausknockt, und teile meine liebsten Yoga-Übungen mit dir. Aber ich zeige dir auch meine Enttäuschung über sämtliche Behörden, weil irgendwelche Anträge oder Bitten um Kostenübernahme, die ich aufgrund meiner Endometriose eingereicht habe, abgelehnt wurden.

Auch auf TikTok gibt es viele lustige und ehrliche Videos von mir, in denen ich immer wieder Themen wie Endometriose, Periode und Panikattacken thematisiere, um Aufmerksamkeit dafür zu schaffen. Auch Miss Germany habe ich genutzt, um ein Sprachrohr für viele Endometriose-Betroffene zu sein. Es gibt also viele Wege, um sich für uns Betroffene einzusetzen. Auf meinen Kanälen kannst du eine Menge über mich und über meinen Alltag mit der Endometriose erfahren.

Gemeinsame Aktionen

Hin und wieder kommt es vor, dass sich Betroffene zusammentun und eine Aktion ins Leben rufen, um auf Endometriose und Adenomyose aufmerksam zu machen. So ist seinerzeit auch meine Aktion »Periodenschmerzen sind nicht normal« entstanden. Dafür haben wir den Satz einfach auf ein Blatt Papier geschrieben, uns damit fotografiert und das Bild in den sozialen Medien geteilt. Solche Aktionen kommen immer besser an, ganz nach dem Motto: Gemeinsam sind wir stärker! Und ich finde es großartig, mitansehen zu können, wie viel sich in Bezug auf die Endometriose schon getan hat. Immer mehr Betroffene entscheiden sich dafür, aufzuklären und auf die Erkrankung hinzuweisen. Denn wenn die Forschung und die Medizin noch nicht so weit sind, müssen wir die »Öffentlichkeitsarbeit« ein Stück weit selbst in die Hand nehmen, mit dem Ziel, für andere Menschen den Zeitraum bis zu ihrer Diagnose zu verkürzen.

Passende Hashtags

Es gibt viele # Hashtags, unter denen du zu den unterschiedlichsten und hilfreichen Beiträgen gelangst. So findest du auch andere Betroffene, mit denen du dich vernetzen und austauschen kannst:
#endometriose #adenomyose #endometriosekämpferinnen #endometrioseawareness #endoloewin #endolöwin

Dadurch wirst du auch viele Endometriose- und Adenomyose-Profile und Blogs entdecken, die sehr lesenswert sind. So habe ich damals auch angefangen, mich mit anderen Betroffenen zu vernetzen, und das tat mir unglaublich gut. Ich kann es nur immer wieder betonen: Ein Austausch unter Gleichgesinnten ist so wichtig und kann einem so viel Kraft geben, wie du sie in vielen Momenten sicher auch benötigen wirst.

Endometrioseartikel, die auf die Erkrankung aufmerksam machen

Im Umgang mit unserer Erkrankung werden wir Betroffenen sehr kreativ. Deshalb gibt es immer mehr sogenannte Merchartikel. Darunter versteht man Produkte, die auf ein bestimmtes Thema hinweisen sollen. Von T-Shirts und Glücksbringern bis hin zu Medikamenten-Täschchen ist alles dabei. Meine beiden Lieblingsshops für Endometriose-Artikel sind @tingti.shop.arts und @chameleon.crew, falls du nun also auch mit solchen Artikeln ein Statement setzen möchtest. Das sind beides kleine Shops, die jede Art von Unterstützung benötigen. Schau doch gerne einmal dort vorbei. Die Shops spenden sogar einen Teil ihrer Erlöse an die Endometriose-Vereinigung Deutschland.

Weitere schöne Artikel findest du zum Beispiel auch auf etsy.com, wenn du den Suchbegriff Endometriose eingibst.

Endo-App

Die Endo-App (Instagram: @endo_app) ist eine zertifizierte deutsche digitale Gesundheitsanwendung (DiGA) für Endometriose-Betroffene. Sie hilft dir dabei, dich selbst im Alltag mit Endometriose zu unterstützen. Die App beinhaltet ein Symptomtagebuch, Übungen aus den Bereichen Physiotherapie und Psychologie sowie Ernährungsempfehlungen und viele weitere Lerninhalte.

Du selbst wirst keine Zahlung leisten müssen, denn jede gesetzliche Krankenkasse übernimmt die Kosten für die Endo-App. Einen Aktivierungscode erhältst du direkt über deine Krankenkasse. Ansonsten kannst du dir die App auch direkt von deinem Arzt bzw. deiner Ärztin auf Rezept verschreiben lassen.

Endo gut, alles gut

Nadine lernte ich 2020 bei der Rehabilitation in Ratzeburg kennen. Schon damals schmiedete sie Pläne, um ein Bewusstsein für die Endometriose zu schaffen und über die Missstände aufzuklären. Auch ich durfte ein kleiner Teil ihres Dokumentarfilms sein. Im September 2021 war es dann so weit: Wir schauten uns alle zusammen die Premiere des Endometriose-Dokumentarfilms an. Er ist superemotional, klärt auf und macht Mut. Zudem ist er nicht nur für Betroffene sehenswert, sondern auch für die Angehörigen und alle Interessierten.

»Endo gut, alles gut«

Hier stellt Nadine von @endogutallesgut_das_original ihren Dokumentarfilm vor

»Alles begann mit meinem Grad der Behinderung von 70, den ich mir nach einem zweijährigen Kampf mit dem Versorgungsamt mit der Hilfe meiner Rechtsanwältin erstritten hatte. Da ich so viel auf mich genommen hatte, wollte ich dies nun auch offen mit meinem Arbeitgeber besprechen, denn mir stand ja ein Nachteilsausgleich in Form von fünf Tagen mehr Zusatzurlaub zu, mein Arbeitsplatz sollte nun leidensgerecht gestaltet werden, und es gab noch einiges zu klären. Meine direkte Vorgesetzte war völlig unwissend und zugleich so empathielos, ich konnte es nicht begreifen, war fassungslos. Die Inhalte und Äußerungen von ihr waren grenzwertig. Dies war mein Schlüsselerlebnis. Ich hatte es satt, mich schuldig zu fühlen. Ich hatte keine Lust mehr, mich ständig zu rechtfertigen, mich blöden Kommentaren ausgesetzt zu sehen, das sollte alles aufhören. Ich wusste, das geht nur, indem ich aktiv werde. Vorsichtig unterstützte ich zunächst eine Petition in Bezug auf Endometriose (dort ging es um die Anerkennung der Endometriose als schwertherapierbare, chronische und komplexe Erkrankung), schrieb sämtliche Gynäkologen an, mit der Bitte, diese Petition zu unterstützen. Schnell kam mir der Gedanke, einen sozialen Werbespot zu produzieren. Ich fragte einen Freund aus der Werbebranche nach den Kosten. Dieser setzte den Impuls, einen Dokumentarfilm zu produzieren. Denn so etwas gab es noch nicht. Gesagt, getan. Die Ereignisse überschlugen sich. Ich schrieb viele Betroffene als Protagonisten an, holte Drehgenehmigungen ein, dabei versuchte ich, die unterschiedlichen Facetten der Endometriose zu beleuchten. Meine Vision: Ich wollte eine Doku, die die brutale Wirklichkeit der Erkrankung zeigt, welche Missstände auf der gesundheitspolitischen Ebene herrschen, aber vor allem wollte ich eins: Diese Doku sollte Mut machen. Mut machen, sich bemerkbar zu machen, sich Hilfe zu holen und Mut zu haben, sich bewusst mit der Erkrankung auseinanderzusetzen. Denn die Endometriose ist real. Mit der Organisation und den einzelnen Interviews der Doku wuchs ich über mich selbst hinaus. Ein großes Mundwerk und einen ausgeprägten Sinn für Gerechtigkeit besaß ich schon immer – aber ich wusste, mit dieser Doku gab ich den Stummen eine Stimme. Ich wusste, dadurch werde ich die Zukunft vieler Betroffener, aber auch meine eigene verändern. Dies gab mir die nötige Stärke, vor die Kamera zu treten und offen über Tabuthemen zu sprechen und kritische Fragen zu stellen. Das Feedback und die einzelnen Schicksale motivierten mich, mehr Öffentlichkeitsarbeit zu betreiben. Ich schrieb diverse Printmedien und Fernsehsender an. Es folgten Beiträge im Fernsehen, diverse Interviews in den Printmedien, Radiointerviews. Geduld war noch nie meine Stärke. Ich wollte schnellere Erfolge. Ich wollte eine finanzierte psychosoziale Beratungsstelle. So suchte ich immer nach weiteren Wegen, in die Öffentlichkeit zu gehen und von meiner Idee zu berichten. Auch hier musste ich einige Rückschläge und herbe Enttäuschungen einstecken: Viele Frauen, die im öffentlichen Leben stehen und/oder selbst betroffen sind und insbesondere Frauen, die »Frauen-müssen-sich-gegenseitig-unterstützen«-Statements in der Öffentlichkeit abgeben, reagierten nicht auf meine Bitte um Unterstützung. Ähnlich verhielten sich die privaten Fernsehsender: Wenn ich viel Glück hatte, kam überhaupt irgendeine Reaktion. Ich wusste, ich würde Wege finden. Stück für Stück würde ich die Aufklärungsarbeit vorantreiben. Gemeinsam mit einer Krankenkasse führte ich Informationsveranstaltungen durch, referierte an einer Hochschule vor angehenden Hebammen und rief mit Unterstützung von Ines meinen Instagram-Account ins Leben. All dies machte mich stärker, und ich setzte mich mit mir und meiner Geschichte auseinander. Zunächst unbewusst und dann immer bewusster. Wie viele Jahre ich bis zu meiner Diagnose brauchte, wer aus den Reihen der Politiker sich zu der Thematik äußert und wer euch Unterstützung bieten kann, könnt ihr hier sehen:

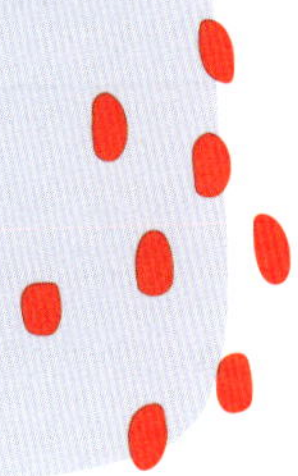

Anhang

Formulierungshilfen für den Schriftverkehr mit Behörden und Krankenkassen findest du über den QR-Code.

Wichtig: Diese Formulierungshilfen können keine sozialrechtliche Beratung ersetzen, sie sollen dir nur zur Orientierung dienen. Bitte achte ganz genau darauf, welche Fristen dir gesetzt werden, und halte diese exakt ein. Wenn du eine Frist nicht einhalten kannst, stell *rechtzeitig* einen Antrag auf Fristverlängerung.

Viele nützliche Zusatzinfos, Websites und mehr findest du hier.

Verzeichnis der im Text verwendeten Quellen

1. Europäische Endometriose-Liga
2. Giannarini et al., 2006; Fukanaga, 2012; Rei et al., 2018; Zamečnik und Hoštakova, 2013
3. Diagnostik und Therapie der Endometriose [Internet]. [cited 2020 Oct 9]. Available from: https://register.awmf.org/assets/guidelines/015-045l_S2k_Diagnostik_Therapie_Endometriose_2020-09.pdf (zuletzt abgerufen am 16.12.2022)
4. Koninckx PR, Martin DC: Deep endometriosis: a consequence of infiltration or retraction or possibly adenomyosis externa? Fertil Steril. 1992 Nov;58(5):924–8. doi: 10.1016/s0015-0282(16)55436-3. PMID: 1426377
5. Benagiano G, Brosens I, Habiba M: Structural and molecular features of the endomyometrium in endometriosis and adenomyosis. Hum Reprod Update. 2014; 20(3): 386–402.
6. Peric H, Fraser IS: The symptomatology of adenomyosis. Best pract & research Clin Obstet & Gynaecol 2006; 20(4): 547–555.
7. https://deutsche-fatigue-gesellschaft.de/fatigue/diagnose/ (zuletzt abgerufen am 24.11.2022)
8. Stiftung Endometriose-Forschung Stand 03/2021
9. Off Label Use [Internet]. BASG. [cited 2020 May 8]. Available from: https://www.basg.gv.at/konsumentinnen/wissenswertes-ueber-arzneimittel/gebrauchsinformation/off-label-use?sword_list%5B0%5D=off&sword_list%5B1%5D=label&sword_list%5B2%5D=use&cHash=77c1bd7122af42f5d07d57c29e4f92ac (zuletzt abgerufen am 24.11.2022)
10. Leitlinienprogramm Deutsche Gesellschaft für Gynäkologie und Geburtshilfe. Diagnostik und Therapie der Endometriose. (August 2020)
11. Vercellini P, Viganò P, Somigliana E & Fedele L: »Endometriosis: pathogenesis and treatment«, Nat. Rev. Endocrinol., Bd. 10, Nr. 5, S. 261–275 (Mai 2014), doi: 10.1038/nrendo.2013.255.
12. https://www.liebertpub.com/doi/10.1089/acm.2015.0343 (zuletzt abgerufen am 24.11.2022)
13. https://www.liebertpub.com/doi/10.1089/acm.2016.0021 (zuletzt abgerufen am 24.11.2022)
14. https://pubmed.ncbi.nlm.nih.gov/30646891/ (zuletzt abgerufen am 24.11.2022)

15. Deutsche Gesellschaft für Gynäkologie und Geburtshilfe. Leitlinienprogramm. Diagnostik und Therapie der Endometriose. August 2020
16. Covens AL, Christopher P, Casper RF: The effect of dietary supplementation with fish oil fatty acids on surgically induced endometriosis in the rabbit. Fertil Steril. 1988 Apr;49(4):698–703.
17. https://pubmed.ncbi.nlm.nih.gov/34122682/ (zuletzt abgerufen am 24.11.2022)
18. https://versorgungsmedizinische-grundsaetze.de/Weibliche%20Geschlechts-organe%20%20Versorgungsmedizinische%20Grunds%C3%A4tze.html (zuletzt abgerufen am 24.11.2022)
19. https://cbf-da.de/de/shop/euro-wc-schluessel/ (zuletzt abgerufen am 24.11.2022)
20. Prof. Dr. Hartmut Fröleke, Kleine Nährstofftabelle der Deutschen Gesellschaft für Ernährung e. V., 42. Auflage 2011
21. Bulletti C, Coccia ME, Battistoni S, Borini A: Endometriosis and infertility. J Assist Reprod Genet [Internet]. 2010 Aug [cited 2020 May 28];278):441–7. Available from: https://www.ncbi.nlm.nih.gov/pmc/articles/PMC2941592/ (zuletzt abgerufen am 24.11.2022)
22. Tiringer D, Husslein H, Küssel L, Wenzl R: Diagnose und Therapie der »rektovaginalen« bzw. tief infiltrierenden »Darmendometriose«. 37. Jahrgang. 1/2019.
23. Culley L, Law C, Hudson N, Denny E, Mitchell H, Baumgarten M et al.: The social and psychological impact of endometriosis on women's lives: a critical narrative review. Hum Reprod Update. 2013 Dec;196):625–39
24. De Graaff AA, D'Hooghe TM, Dunselman GAJ, Dirksen CD, Hummelshoj L, WERF EndoCost Consortium et al.: The significant effect of endometriosis on physical, mental and social wellbeing: results from an international cross-sectional survey. Human Reproduction [Internet]. 2013 Oct 1 [cited 2021 Apr 15];28(10):2677–85. Available from: https://doi.org/10.1093/humrep/det284 (zuletzt abgerufen am 24.11.2022)
25. Pilotstudie, von der Hannoveraner Gesundheitsökonomin Iris Brandes in der Fachzeitschrift »Geburtshilfe und Frauenheilkunde« vorgestellt aus: Leidensdruck von Endometriose-Patientinnen wird unterschätzt von https://www.derstandard.at/story/1197469277264/studie-starker-leidensdruck-bei-endometriose-patientinnen (zuletzt abgerufen am 16.12.2022)
26. https://drhatun.de/ratgeber-oberkategorie/naturheilverfahren/zwiebelkur/ (zuletzt abgerufen am 24.11.2022)
27. Yong PJ, Mui J, Allaire C, Williams C: Pelvic floor tenderness in the etiology of superficial dyspareunia [Internet]. Journal of obstetrics and gynaecology

Canada: JOGC = Journal d'obstetrique et gynecologie du Canada: JOGC. 2014 [cited 2021 Jan 26]. Available from: https://pubmed.ncbi.nlm.nih.gov/25574678/ (zuletzt abgerufen am 24.11.2022)

28. Mariziali M, Capozzolo T: Role of Gluten-Free Diet in the Management of Chronic Pelvic Pain of Deep Infiltrating Endometriosis. 2015 Dec; 22 (6S):S51–2
29. Missmer SA, Chavarro JE, Malspeis S, Bertone-Johnson ER, Hornstein MD, Spoegelman D, et al.: A prospective study of dietary fat consumption and endometriosis risk. Hum Repod (internet). 2010 Jun (cited 2020 Apr 30); 25(6):1528. Available from: https://pubmed.ncbi.nlm.nih.gov/20332166/ (zuletzt abgerufen am 16.12.2022)
30. Tu, FF, Du, H, Goldstein, GP, Beaumont, JL, Zhou, Y, and Brown WJ. 2014: The influence of prior oral contraceptive use on risk of endometriosis is conditional on parity. Fertility and Sterility 101(6): 1697–1704.
31. http://www.endometriose-sef.de/dateien/Endometriose_Aktuell_1_2018.pdf (zuletzt abgerufen am 24.11.2022)

Weiterführende Literatur

- Buch: »Endometriose und Ernährung« von Britta Kaiser und Matthias Korea, Müller und Steinicke Verlag, 2017
- Deutsche Schmerzgesellschaft: www.dgss.org
- Endo-App: https://endometriose.app/
- Endometriose Vereinigung: https://www.endometriose-vereinigung.de/home.html
- Endo-What? https://endowhat.com/
- Institut für Traumatherapie (5-4-3-2-1-Übung): https://www.traumatherapie.de/users/bambach/hydratext.html; deutsche Version von Bambach Steffen (2003) nach Dolan Yvonne (1991), Resolving sexual abuse
- Stiftung Endometriose Forschung: https://www.endometriose-sef.de/

Danksagung

Ich bin dankbar für dich. Dankbar dafür, dass du dieses Buch bis hierher gelesen hast. Es bedeutet mir unglaublich viel, dass du dich dafür entschieden hast, einen Weg zu finden, um mit den Erkrankungen Endometriose und Adenomyose ein erfülltes Leben zu führen. Ich hoffe sehr, dass ich dir ein paar neue Anreize mit auf den Weg geben konnte, und ich wünsche dir nun ganz viel Kraft und Geduld, diese umzusetzen.

Am allermeisten danke ich jedoch meinem Verlag, dem Südwest Verlag. Ich möchte mich bei dem gesamten Team bedanken. Ohne euch wäre dieses Buch niemals entstanden. Damit ist mein größter Wunsch in Erfüllung gegangen: etwas zu erschaffen, um auf die Endometriose aufmerksam zu machen. Liebe Vanessa, ich danke dir von ganzem Herzen, dass du mir immer mit Rat und Tat zur Seite standest. Du hast mir oft meine Ängste genommen, wenn ich mal wieder an mir gezweifelt habe, weil ich zuvor noch nie ein Buch geschrieben habe. Ich danke auch den großartigen Grafikern für das schöne Cover und die tollen Illustrationen.

Ein großes Dankeschön richte ich an: Rose, Annou, Iris, Steffi, Alina, Anika, Naila und Ayleen. Danke, dass ihr uns einen so persönlichen Einblick in eure Geschichten und Erfahrungen gewährt habt.

Ich danke dir, meiner Oma, für jedes einzelne Telefonat, in dem ich dir meine Sorgen und Zweifel mitteilen konnte. Du warst und bist der Mensch, der mir immer gezeigt hat, dass ich alles schaffen kann, was ich möchte. Du bist die beste Oma, die man sich nur wünschen kann.

Auch meiner Mama möchte ich einen besonderen Dank aussprechen. Danke, dass du immer an meiner Seite warst, wenn ich dich gebraucht habe. Ich bin nun erwachsen, aber in deinen Armen fühle ich mich immer noch wie deine kleine »Schmetterlingsfee«.

Ich danke außerdem meinen Geschwistern. Danke, Lienchen und danke,

Nando, dass ihr mein Leben bereichert. Ihr seid für mich das Wertvollste, was ich in meinem Leben habe. Genau aus diesem Grund habe ich euch beiden dieses Buch gewidmet. Ich habe euch lieb.

Zudem danke ich auch meinem Papa. Danke, dass ich durch dich gelernt habe, das Leben nicht ganz so streng zu nehmen und dass man auch mal ein gewisses Risiko eingehen muss, um etwas Neues zu erschaffen. Ich habe dich ganz doll lieb und werde immer deine Lieblingstochter bleiben.

Danke an Xenia, mein Cousinchen. Danke, dass es dich gibt und du immer stolz auf mich bist. Das bin ich auch auf dich.

Und ich danke meiner Patentante Sabine. Danke, dass du meine Kindheit bereichert und mir ein wenig von deiner Spiritualität abgegeben hast. Ich weiß ganz genau, dass du immer bei mir bist und auf mich aufpasst.

Neben meiner Familie und Freunden gibt es aber noch einen weiteren Menschen in meinem Leben, der ganz schön viel mit mir aushalten muss: mein Partner Benjamin. Auch du bist ein Teil meiner Familie. Nein, du bist meine Familie. Ich danke dir, dass du mir während des Schreibens den Rücken freigehalten hast. Du bist der einzige Mensch, der meine Erkrankung Tag und Nacht mitbekommt und mich trotzdem nie im Stich lässt. Du und Fienchen, ihr seid meine kleine Familie. Ich liebe euch beide über alles.

Danke Lena, dass du dich immer so in mich hineinversetzen kannst und dass du immer nur einen Anruf entfernt bist. Wir können zusammen weinen und lachen. Das schätze ich sehr. Auch dir, Saoirse, danke ich für die Unterstützung des geschlechterbewussten Sprachgebrauchs in meinem Buch. Ich durfte dadurch schon viel von dir lernen.

Und zu guter Letzt danke ich meiner Community. Danke, dass ihr mir auf meinem Weg folgt und wir uns alle gegenseitig unterstützen. Ich weiß das sehr zu schätzen und bin unglaublich dankbar für jeden einzelnen Menschen in meiner kleinen, aber feinen Community.

Ich möchte jedem Menschen danken, der mein Leben auf irgendeine Weise bereichert (hat). Danke für alles, was sein wird und für alles, was war!

1. Auflage

BILDNACHWEIS
Cover: shutterstock / Dychkova Natalya, Catherina Vasilevskaya, yugoro, Walnut Bird
Autorinnenfoto: privat
Illustrationen: **Atelier Sanna,** München; mit Ausnahme von:
Blüten: shutterstock / Catherina Vasilevskaya; **Rote Punkte:** shutterstock / Walnut Bird; **Gelbe Punkte, Hintergrund für Tipps & Sonderseiten:** Vera Schlachter/Veruschkamia; **Kapitelaufmacher 1 und 4:** shutterstock / Dychkova Natalya und Tartila; **Kapitelaufmacher 2:** Vera Schlachter/Veruschkamia basierend auf shutterstock / Dychkova Natalya und Tartila; **Kapitelaufmacher 3:** shutterstock / Agafonov Oleg und Tartila; **Kapitelaufmacher 5:** shutterstock / Valenty und Tartila; **Kapitelaufmacher 6:** shutterstock / NikVector und Tartila

Projektleitung: Vanessa Silbermann
Bildredaktion: Sabine Kestler
Redaktion: Claudia Fritzsche
Korrektorat: Barbara Kohl
Herstellung: Timo Wenda
Layout und Umschlaggestaltung: Veruschkamia, München
Satz: Buch-Werkstatt GmbH, Bad Aibling
Druck & Bindung: Litotipografia Alcione, Lavis
Printed in Italy

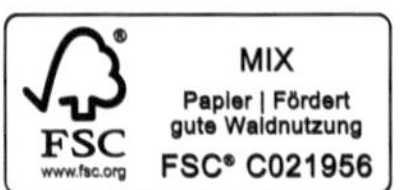

Penguin Random House Verlagsgruppe FSC® N001967
ISBN 978-3-517-10141-5